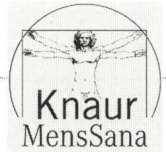

Von Safi Nidiaye ist außerdem erschienen:

Meditationen für den Morgen – für den Abend

Über die Autorin:

Safi Nidiaye leitet seit 1988 Seminare und ist eine der meistgelesenen deutschsprachigen Autorinnen im Bereich spiritueller Lebenshilfe. Sie arbeitet als Meditationslehrerin und Schriftstellerin und lebt in Bayern.

Safi Nidiaye

Selbstheilung ist möglich

12 Stufen zum gesunden Ich

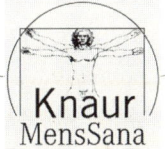

Herausgegeben von Hans Christian Meiser

Besuchen Sie uns im Internet: www.droemer-knaur.de
Alle Titel aus dem Bereich MensSana finden Sie im Internet unter
www.knaur-mens-sana.de

Originalausgabe April 2008
Copyright © 2008 Knaur Taschenbuch.
Ein Unternehmen der Droemerschen Verlagsanstalt
Th. Knaur Nachf. GmbH & Co. KG, München
Alle Rechte vorbehalten. Das Werk darf – auch teilweise – nur
mit Genehmigung des Verlags wiedergegeben werden.
Umschlaggestaltung: ZERO Werbeagentur, München
Umschlagabbildung: Corbis / Philip James Corwin
Satz: Adobe InDesign im Verlag
Druck und Bindung: CPI - Clausen & Bosse, Leck
Printed in Germany
ISBN 978-3-426-87371-7

Inhalt

Vorwort 9
Einführung 15

TEIL I
Heilung von körperlichen Erkrankungen 19

Texte zur Kontemplation 21
Was Hoffnung gibt 21
Der Heilung entgegen 22
Die Krankheit ist die Heilung 23
Krankheit und Gesundheit 24
Unheilbare Krankheiten 29
Heilung ist möglich 31
Was bedeutet Heilung? 32
Die wahre Heilung 34
Vollkommenheit 36
Der entscheidende Perspektivenwechsel 39
Was ist Krankheit? 40
Heilung durch Inspiration 45
Genesung 48
Was ist Medizin? 49

Die wichtigsten Grundgedanken
über Krankheit und Heilung 50

Fragen zur Kontemplation 53
Was ist Gesundheit? 53
Der Zweck der Krankheit 54
Fragen zum Hintergrund deiner Krankheit 56
Weitere Fragen zur Kontemplation 57
Medizin 58

Der Prozess der Selbstheilung 63
Phasen der Heilung 63

Zwölf Stufen der Selbstheilung 74
Die Selbstheilung in Gang setzen 74
Erster Schritt: Einen Beschluss fassen 75
Zweiter Schritt: Die Sehnsucht nach Heilung aktivieren 76
Dritter Schritt: Dich um deine Angst kümmern 78
Vierter Schritt: Der Krankheit Raum geben 80
Fünfter Schritt: Innehalten und betrachten 81
Sechster Schritt: Der Erkrankung auf den Grund gehen 83
Siebter Schritt: Den Schmerz fühlen, der sich hinter
der Krankheit verbirgt 85
Achter Schritt: Der tieferen Sehnsucht zum Durchbruch
verhelfen 86
Neunter Schritt: Den verborgenen Schatz finden 87
Zehnter Schritt: Die Wandlung würdigen 88
Elfter Schritt: Das verwandelte Ich kennenlernen 89
Zwölfter Schritt: Dein gesundes Selbst entdecken 90

TEIL II
Heilung von seelischem Leid ... 93

Was ist seelisches Leid? ... 95
Familienbande, die krank machen –
und wie man sie lösen kann ... 96
Zerrissenheit ... 100
Wenn fremde Gefühle dein Gemüt besetzen ... 101
Flüche und Verwünschungen ... 105
Woraus entsteht Leid? ... 107
Die drei wichtigsten Maßnahmen
zur psychischen Hygiene ... 109

Zwölf Stufen der Selbstheilung ... 110
Erster Schritt: Einen Beschluss fassen, der dein Leben
verändert ... 110
Zweiter Schritt: Die Sehnsucht aktivieren ... 111
Dritter Schritt: Dich um deine Angst kümmern ... 112
Vierter Schritt: Dem Problem Raum geben ... 114
Fünfter Schritt: Innehalten und betrachten ... 114
Sechster Schritt: Der Problematik auf den Grund gehen ... 115
Siebter Schritt: Den Schmerz fühlen, der sich hinter der
Problematik verbirgt ... 115
Achter Schritt: Der Sehnsucht zum Durchbruch
verhelfen ... 116
Neunter Schritt: Den verborgenen Schatz finden ... 117
Zehnter Schritt: Die Wandlung würdigen ... 118
Elfter Schritt: Das verwandelte Ich kennenlernen ... 118
Zwölfter Schritt: Dein heiles Selbst entdecken ... 119

TEIL III
Körperliche und seelische Gesundheit:
Einzelne Phänomene und allgemeine Betrachtungen . 123

Die Müdigkeit, dein Freund und Helfer 125
Energie 129
Die Unlust und ihre Begleiterin, die Depression 133
Den Tod ins Bewusstsein holen 134
Das Leben annehmen 134
Leben 137
Das Herz ist das Wichtigste 137
Harmonie 139
Liebe 142
Natur 143
Welche Faktoren beeinflussen die Gesundheit
des Menschen? 144
Ansteckung 147
Erbkrankheiten 148
Gerechtigkeit und Ungerechtigkeit 151
Wenn dein Kind krank ist 151
Macht Zivilisation krank? 153
Über die Notwendigkeit und die Überflüssigkeit
des Leidens 154
Sterben 156
Wenn ein junger Mensch stirbt 156
Karma 157
Die Welt heilen 158

Vorwort

Obwohl ich keinen medizinischen Beruf ausübe, gehörte Gesundheit immer schon zu meinen Hauptinteressengebieten. Bereits in jungen Jahren plagten mich einige mehr oder weniger schwere chronische Erkrankungen, und so begann ich schon früh, meinen eigenen Weg zur Heilung zu suchen. Ausgelöst worden war diese Suche durch einen Arzt, der mich wegen einer Präkanzerose[1] operiert hatte; auf meine Frage, was man denn nach der Operation zu meiner Heilung tun und wie man einen Rückfall oder eine Weiterentwicklung in Richtung Krebs verhindern könne, wusste er nichts weiter zu sagen als: »Da kann man gar nichts tun, nur wieder operieren.« Daraufhin suchte ich mir einen Heilpraktiker, der meinen gestörten Stoffwechsel mit einer Kombination verschiedener Naturheilverfahren wieder in Ordnung brachte, und begann mich mit Naturheilkunde zu beschäftigen. Mit Anfang zwanzig kurierte ich mich von quälenden Gelenkschmerzen, die mich schon seit Jahren plagten, indem ich, einer Eingebung folgend, ein Jahr lang nichts als unbearbeitete rohe Früchte und Gemüse aß; eine orangengroße Zyste brachte ich innerhalb von drei Tagen, die ich

[1] *Vorstufe von Krebs*

mir als Bedenkzeit vor der Operation ausgebeten hatte, zum Verschwinden, indem ich den Grund herausfand, aus welchem ich sie unbewusst in meinem Bauch hatte heranwachsen lassen.

Somit hatte ich bereits früh drei Hauptelemente meiner privaten Gesundheitslehre entdeckt, nämlich die Ernährung, die Naturheilkunde und die Psychosomatik (Zusammenhang zwischen Psyche und Körper). In zwei Jahren Assistenz in einer Heilpraxis und zwölf Jahren als Journalistin mit Themenschwerpunkt Gesundheit lernte ich in Theorie und Praxis so viel ich konnte über verschiedene Verfahren westlicher und östlicher Naturheilkunde, über Psychosomatik, über traditionelle und neue Heilverfahren und studierte am eigenen Leib ungefähr ein Dutzend verschiedener Ernährungslehren. Ich entdeckte, wie wir durch unbewusste Gedanken ständig unseren Körper beeinflussen, und lernte, ihn stattdessen bewusst zu beeinflussen. Und obwohl ich niemals einen Beruf daraus machte, war ich immer vom Thema Gesundheit fasziniert.

Dann begann mein spiritueller Weg, ich lernte zu meditieren, entdeckte höhere Ebenen des Bewusstseins und meine Fähigkeit, Wissen von diesen Ebenen bei Bedarf in Worte zu fassen; in dieser Funktion veröffentlichte ich auch Bücher und leitete Seminare und Trainingsgruppen. Anfang der 1990er Jahre schließlich entwickelte ich aus der Grundtechnik der Meditation die »körperzentrierte Herzensarbeit«, eine Methode, die es ermöglicht, in den körperlichen Anspannungen und Symptomen, die mit einem bestimmten Problem verbunden sind, die Gefühle zu entdecken, die dem Problem zugrunde liegen, und die betreffende Problematik aufzulösen. Mit dieser Methode lässt sich auch der Hintergrund körperlicher Erkrankungen aufdecken und, wenn man Glück hat und bereit dazu ist, auch manches Symptom zum Verschwinden bringen. Diese Methode, die ich seitdem praktiziere und lehre, habe ich in einigen Büchern ausführlich dargestellt.[2]

Im vorliegenden Buch geht es jedoch nicht um die körperzentrierte Herzensarbeit, wenn auch im Kapitel »Zwölf Stufen der Selbstheilung« Elemente dieser Methode enthalten sind. Beim Schreiben dieses Buches ging es mir vielmehr darum, Gesundheit, Krankheit und Heilung einmal von einer höheren Warte aus zu betrachten. Ich wollte herausfinden, warum wir überhaupt krank werden und was eigentlich wirkliche Heilung bedeutet. Wenn wir das auf einer ganz grundsätzlichen Ebene verstehen, so sagte ich mir, dann ergeben sich daraus die Schritte und Maßnahmen, die wir im Einzelnen zu unserer Heilung oder Gesunderhaltung unternehmen müssen, ganz von selbst.

Um diese Fragen aus einer höheren Perspektive beleuchten zu können, habe ich mich von all dem Wissen, das ich im Verlauf meines Lebens über Krankheit, Gesundheit und Heilung angesammelt hatte, gelöst und mich in einen direkten Kontakt mit der Quelle meines inneren Wissens begeben. Ich habe meinen Kopf geleert und meine Intuition sprechen lassen. Wichtig waren mir dabei zwei Aspekte: Einerseits wollte ich Antworten auf die uns alle interessierenden grundsätzlichen Fragen zu Krankheit, Gesundheit und Heilung erhalten und weitergeben; andererseits war es mir wichtig,

---

[2] *U.a. »Das Tao des Herzens« (Berlin 2004), »Herz öffnen statt Kopf zerbrechen« (Berlin 2005) und »Aufwachen und lachen« (München 2004).*

nicht nur Informationen zu vermitteln, sondern auch Anregungen, die jeden, der dieses Buch liest, in die Lage versetzen, in seinem eigenen Innern Antworten auf seine spezifischen Fragen zu finden.

Ob es sich bei den vorliegenden Texten tatsächlich durchweg um Wissen aus einer höheren Perspektive handelt, werden Sie, liebe Leser, selbst beurteilen müssen. Echtes inneres Wissen erkennt man daran, dass wir alle es in uns tragen (denn es gibt nur eine Wahrheit). Das Frappierende an Texten, die dem inneren Wissen entstammen, ist, dass sie einerseits überraschend sind und andererseits zutiefst plausibel. Sie drücken etwas aus, das man selbst schon wusste, ohne es bewusst zu wissen. So ging es mir beim Schreiben, und so werden Sie es hoffentlich auch empfinden. Wenn ich die Texte, die auf diese Weise zustande kamen, mit den Erfahrungen, die ich gemacht habe, vergleiche, so kann ich nur bestätigen, dass die darin enthaltenen Aussagen zutreffen – oder dass man sie zumindest sehr erfolgreich anwenden kann, um an seiner Heilung zu arbeiten. Ich empfehle, die vorliegenden Texte im Zweifelsfall einfach als Arbeitshypothese zu benutzen: Angenommen, es wäre wahr – was würde das für mich konkret bedeuten? Auf diese Weise können Sie die angebotenen Informationen optimal für sich nutzen, ohne sich mit der philosophischen Frage herumplagen zu müssen, ob das denn nun alles grundsätzlich so stimmt, wie ich es hier beschreibe, oder nicht.

Alle Texte dieses Buches entstanden auf diese intuitive Weise – mit Ausnahme einiger Passagen im 12-Stufen-Prozess und einigen anderen Kapiteln, in denen ich Elemente meiner Methode der körperzentrierten Herzensarbeit beschreibe. Wenn auch der 12-Stufen-Prozess selbst in einem Stück als

Inspiration auftauchte, so mischt sich doch bei der Beschreibung dieser Elemente Erfahrungswissen in die Inspiration. Denn die Methode, der einige Elemente entlehnt sind – die körperzentrierte Herzensarbeit –, ist zwar ursprünglich auch eine Folge von Inspiration, existiert jedoch in der Praxis bereits seit so vielen Jahren, dass ich die Schritte, aus denen sie besteht, nicht mehr neu aus dem inneren Wissen auftauchen lassen kann und muss, sondern einfach aus meiner Erfahrung heraus beschreibe.

Im gesamten Text wird die Anrede du verwendet, was daran liegt, dass die Texte sich von einer höheren Perspektive an die alltägliche Perspektive wenden – sprich von meinem höheren Selbst an mich und mit mir zugleich an die Menschen, die dieses Buch lesen. In den wenigen Ergänzungen, die ich aus meiner alltäglichen Perspektive hinzugefügt habe (eben in einigen technischen Passagen des 12-Stufen-Prozesses) habe ich mich diesem Stil angepasst und ebenfalls das Du als Anrede gebraucht.

Safi Nidiaye

Einführung

Die Sehnsucht nach Heilung bewegt uns heute in besonderem Maße; nicht nur weil so viele Menschen auf diesem Planeten an Krankheiten leiden – in den Wohlstandsländern vor allem an Herz-, Stoffwechsel- und seelischen Krankheiten, in armen Ländern an Mangelerkrankungen und Epidemien wie Aids –, sondern weil wir nicht umhin können zu bemerken, dass unsere ganze Gesellschaft krank ist. Wir spüren, dass Heilung immer dringender wird, und suchen Wege, um uns selbst, unsere Beziehungen, unsere Welt und unseren Planeten zu heilen.

Das Angebot an Ideen, an Lehren, an Methoden zur Heilung ist gewaltig. Ich selbst habe viele kennengelernt, etliche ausprobiert und auch selbst eine Methode entwickelt. Was mir bei alldem allerdings immer noch fehlt und wonach ich mich sehne, ist ein grundsätzliches Verständnis der inneren Zusammenhänge. Worum geht es wirklich? Was bedeutet eigentlich Heilung? Was bedeutet es, zu heilen? Was bedeutet Krankheit? Was Gesundheit? Und wovon müssen wir uns heilen?

Diese Sehnsucht nach einem grundsätzlichen Verständnis hat mich bewogen, dieses Buch zu schreiben. Hier möchte ich unabhängig von dem ungeheuren Schatz an Erfahrungswissen, den die Menschheit in den letzten Jahrtausenden zusammengetragen hat, und auch völlig unabhängig von meinen eigenen Erfahrungen das unmittelbare innere Wissen anzapfen, das wir alle in uns tragen. Denn mich interessiert bei allem immer am meisten der innere Zusammenhang.

Immer, wenn die Dinge allzu schwierig werden und ich nicht weiterweiß, fällt mir die Möglichkeit ein, eine übergeordnete Perspektive einzunehmen. Wenn du im Tal wohnst, ist es eine gute Idee, ab und zu auf den Berg zu gehen, um dich aus der Enge des gewohnten Blickwinkels zu lösen und die Dinge mit dem Abstand, dem Überblick, aus dem erweiterten Blickwinkel und aus der erhabenen Losgelöstheit der Höhenlagen zu betrachten. In gewisser Weise befinden wir uns ständig in einem Tal, nämlich in den Niederungen unserer persönlichen Perspektive, und verlieren den Zusammenhang mit dem Rest der Welt und die tatsächlichen Proportionen und Dimensionen unserer Probleme aus den Augen. Ganz besonders wenn wir krank sind – wenn wir an einer körperlichen Erkrankung leiden –, haben wir meist nichts anderes im Sinn, als unsere Symptome so schnell wie möglich loszuwerden, um wieder so zu sein und zu funktionieren wie zuvor. Um im Bild zu bleiben: Wenn ich mich mit meinem üblichen alltäglichen Bewusstsein ganz unten in der Talsohle aufhalte, dann befinde ich mich, wenn ich krank bin, im Keller. Habe ich die Berge zuvor wenigstens noch sehen können, so sind sie jetzt meinem Bewusstsein vollständig entschwunden.

In einem solchen Augenblick tut es gut, wenn jemand anders uns an die klare Sicht der Höhenlagen erinnert, wenn jemand anders uns die wahren Zusammenhänge in Erinnerung ruft, wenn wir Texte lesen, die uns an unsere eigene höhere Wahrheit erinnern. Vielleicht sind diese Texte manchmal nicht ganz identisch mit dem, was wir selbst in lichten Momenten als Wahrheit erkannt haben; aber zumindest erinnern sie uns daran und rufen die Existenz einer höheren Ebene in unser Bewusstsein zurück. Licht fällt, anders ausgedrückt, in unser Kellerloch.

Mögen die vorliegenden Texte Sie dazu anregen, Ihre eigene innere Wahrheit zu finden und Ihren eigenen Weg zur Heilung zu beschreiten.

TEIL I

~~

Heilung
von körperlichen Erkrankungen

Texte zur Kontemplation

Was Hoffnung gibt

Wie krank du auch sein magst: Nichts an deiner Krankheit ist dir fremd, und nichts an deiner Krankheit ist falsch. Die Ursache liegt in dir selbst, die Krankheit liegt in dir selbst, und die Heilung liegt in dir selbst. Dein Symptom ist nicht dein Feind, sondern ein Teil von dir, der in dein Bewusstsein treten möchte. Dein Körper ist nicht dein Feind, sondern das lebendige Instrument, durch das du dich auf deine Weise ausdrückst. Alles bist du: der Körper wie das, was den Körper beseelt – das Symptom, die Erkrankung, und ebenso die Heilung. Was nicht bedeutet, dass du nicht alle zur Verfügung stehenden Hilfsmittel nutzen sollst, um gesund zu werden; das Rätsel jedoch liegt in dir selbst, ebenso wie seine Lösung. Vertraue darauf, dass die Kräfte des Lebens in dir wirken, um durch eben die Krankheit, an der du leidest, deine Genesung zu einem froheren, erweiterten, freieren, heileren Menschen zu bewirken. Wenn du diese Kräfte unterstützen möchtest, so lasse sie wirken; gib dich deiner Erkrankung hin, durchlebe sie bewusst, jedoch ohne in ihr unterzugehen. Erlebe alle Gefühle, Gedanken und geistigen Entwicklungen, die sie in dir auslöst, aufrichtig und aufmerksam. Wenn dir das nicht möglich ist – vielleicht weil du zu sehr geschwächt oder zu müde bist –, lasse einfach die Krankheit wirken und vertraue darauf, dass die Heilung auch ohne deine bewusste Mitarbeit geschieht.

Heilung geschieht; du kannst sie nicht bewirken. Du kannst sie auch nicht verhindern, nur verzögern. Leugnung der Krankheit verzögert den Heilungsprozess; ihre Anerkennung beschleunigt ihn. Mit »Anerkennung« ist nicht gemeint, dass du dir einredest oder einreden lässt, du seiest ernstlich und womöglich unheilbar krank. Anerkennung bedeutet nur, dein Unwohlsein und dein Leid anzuerkennen, ebenso wie die Sehnsucht nach Gesundung, die diesem Leid innewohnt.

Der Heilung entgegen

Der große Heiler Leben ist in dir am Werk, auch und ganz besonders, wenn du krank bist. Glaube nicht, dass deine Krankheit dein Feind und dein Untergang sei; tatsächlich ist die Krankheit deine Heilung. Wovon heilt sie dich? Von einer falschen, weil eingeengten Sichtweise deiner selbst, deiner Möglichkeiten und deines Lebens.

Leben bedeutet Wachstum. Was in einer Phase des Lebens angemessen ist, ist in einer anderen deplaziert. So wie es für einen Zweijährigen angemessen sein mag, lauthals zu schreien, wenn ihm etwas fehlt, und für einen Dreißigjährigen, sich das Fehlende auf eine weniger lautstarke Weise zu verschaffen, so kann eine bestimmte Auffassung vom Leben und seinen Möglichkeiten in einer bestimmten Phase angemessen, weil dem geistig-seelischen Entwicklungsstand entsprechend sein, in einer nächsten Phase jedoch nicht mehr, da sie nun dem Wachstum der Seele in der Persönlichkeit im Wege steht.

Wenn die Seele in der Persönlichkeit nicht dorthin wachsen kann, wohin sie wachsen möchte, so schmerzt das; wenn dieser Schmerz nicht beachtet wird, verschafft er sich Gehör, wenn es sein muss mit einer Krankheit oder einem Unfall.

Die Krankheit ist die Heilung

Wenn du krank bist, solltest du nicht denken: »Ich bin krank«, sondern: »Ich befinde mich in einem Heilungsprozess.« Die Krankheit ist die Heilung.

Bevor sie ausbrach, warst du krank. Du warst uneins mit dir, mit dem Leben, mit deinen Beziehungen; du warst unzufrieden; dir fehlte etwas; du littest. Du kranktest an etwas. Es war dir nicht bewusst, oder jedenfalls war dir ein Teil nicht bewusst, und dieser Teil verlangte danach, von dir wahrgenommen zu werden, aber du sahst ihn nicht. Das war deine Krankheit.

Nun, da du Symptome an deinem Körper wahrnimmst und spürst, wie du leidest, bist du auf dem Weg der Heilung. Dein Körper zeigt dir, woran du krankst; was dir fehlt; in welchem Bereich deines Lebens du in einem Konflikt feststeckst; wo du dich starr und steif machst, dich taub stellst oder dich lähmen lässt; wo du dich ungesund im Sinne deiner Wahrheit und deines eigenen Instinkts verhältst. Aber dein Körper zeigt es dir nicht nur, er durchleidet es, und indem er es durchleidet, ruft er die Lebenskräfte auf den Plan, die in dir eine Veränderung bewirken – denn ohne das Einschreiten

dieser Lebenskräfte würde er an der Krankheit sterben. Auf diese Weise leistet er ein Stück Entwicklungshilfe für dich.
Selbst wenn es dir nicht oder nicht vollständig bewusst wird, worin eigentlich deine Krankheit besteht und was deine Heilung bewirkt – wenn du die Krankheit nicht unterdrückst, so wirken sowohl die wiederherstellenden als auch die erneuernden Lebenskräfte in dir, ob du es willst oder nicht. Du wirst verwandelt.

Krankheit und Gesundheit

Die Seele erleidet den Körper, und der Körper erleidet die Seele. Die Seele erfreut sich daran, in einem Körper Gestalt anzunehmen, aber sie erleidet die Begrenztheit, die sie in diesem Körper erfährt. Der Körper erfreut sich an dem Leben, das die Seele ihm verleiht, aber er erleidet jede Regung des Gemüts. Das Gemüt ist die geistig-emotionale Realität, die entsteht, wenn die Seele in der körperlichen Begrenzung ihre wahre Identität vergisst.
Die Seele wird geprägt durch das Denken des Umfeldes, in das sie hineingeboren wird. Dennoch ist sie kein unbeschriebenes Blatt bei ihrer Ankunft auf Erden; sie bringt Eigenarten und Erfahrungen mit, die sie in anderen Dimensionen, Zeiten oder Welten gewonnen hat.
Während sie nach und nach ihre wahre Identität vergisst, beginnt sie ihre Identität als der Körper, den sie nun als »ich« identifiziert, zu entdecken und die Möglichkeiten dieser Identität zu erforschen und auszuprobieren. Die Art, wie sie dies tut, wird von genetischen Anlagen, von den Eltern und dem Umfeld beeinflusst, geprägt und begrenzt.

Auf diese Weise entwickelt die Persönlichkeit schon vom Anfang ihres Entstehens an eine bestimmte Sichtweise. Sehr früh schon wird Wahrnehmung ersetzt durch Interpretation, durch eine bestimmte Art, die Welt und sich selbst zu betrachten und zu verstehen. Jede Familie hat ihre besondere Art, die Welt zu sehen, und jedes ihrer Mitglieder noch einmal eine besondere Unterart davon. Du kannst die Realität nicht wahrnehmen, du kannst nur wahrnehmen, wie sie dir aufgrund deiner Art zu denken erscheint. Du kannst diese Art zu denken bis an dein Lebensende für die Realität halten oder aber eines Tages entdecken, dass das, was du für Realität hieltest, nur dein Denken über die Realität war. Dann beginnt dein spirituelles Erwachen.

Jeder Gedanke erzeugt ein Gefühl. Jedes Gefühl erzeugt einen körperlichen Zustand – besser gesagt, ist ein körperlicher Zustand. Wenn du dich freust, verhält sich deine Energie in deinem Körper anders, als wenn du dich ärgerst. Die gesamte Biochemie deines Körpers wird beeinflusst von deinen Gefühlen, und diese wiederum sind das Resultat deiner Gedanken.

Dein körperlicher Zustand ist die Inkarnation der Art, wie du denkst – einschließlich aller körperlichen Zustände, die durch äußere Ursachen bedingt zu sein scheinen. Der Körper kennt aus sich heraus nur wenige Zustände: Wohlbehagen, wenn alle körperlichen Bedürfnisse erfüllt sind, oder Unbehagen, wenn sie nicht erfüllt sind; Todesangst; Stressreaktionen, die mit Todesangst verbunden sind; den Fortpflanzungstrieb. Alle übrigen besonderen körperlichen Zustände sind nicht körperlich, sondern seelisch bedingt. Es sind *deine* Zustände. Du erlebst sie im Körper, dein Körper erleidet sie, aber er erzeugt sie nicht.

Auch du erzeugst sie nicht; du denkst einfach, wie du denkst, weil du nicht anders kannst, und du fühlst dich, wie du dich fühlst, aufgrund eben der Art, wie du denkst. Und dieses Fühlen findet im Körper statt, verändert den Energiezustand, beeinflusst Muskeln, Nerven und Blutgefäße, dein Herz und deine Organe, die gesamte Biochemie.

Du kannst in deinem Körper lesen wie in einem Buch, und dieses Buch ist eine Beschreibung der Art, wie du denkst und dich aufgrund dieses Denkens fühlst. Dein gesamtes Leben ist ein Prozess der Bewusstwerdung. Einerseits wirst du dir mehr und mehr der Gedanken bewusst, die du fälschlich für wahr hältst und die dich einschränken; andererseits wirst du dir mehr und mehr der Möglichkeiten, Fähigkeiten, Eigenschaften bewusst, die in dir schlummern.

In einer bestimmten Phase bist du bereit für eine bestimmte Erkenntnis oder Entdeckung; in einer anderen für eine andere. Wenn du für eine bestimmte Erkenntnis bereit bist, die deine Sicht auf dich selbst und dein Leben verändern und erweitern wird, treten Personen, Ereignisse oder Symptome verstärkt in dein Bewusstsein, die dir diese Erkenntnis oder Entdeckung ermöglichen.

Ein solches Ereignis kann auch eine körperliche Krankheit sein. Krankheit ist ein Zustand, in dem das ganze System nach einer Veränderung drängt. Wenn du gesund bist, nimmst du das als selbstverständlich wahr, und du fühlst dich auf selbstverständliche Weise darin wohl. Wenn du krank bist, nimmst du das als etwas wahr, das du nicht länger als nötig auszuhalten gewillt bist. Es wird als störend, als falsch, als vorübergehender, zu überwindender Defekt empfunden. Das liegt daran, dass Gesundheit der eigentlich natürliche Zustand ist.

Dennoch ist es wichtig zu verstehen, dass Krankheit nicht das Gegenteil von Gesundheit ist, sondern zu ihr gehört. Denn der als Gesundheit definierte Zustand von Wohlbefinden und reibungslosem Funktionieren des Organismus ist kein statischer Zustand; der gesamte Körper-Geist-Seele-Organismus befindet sich ja in ständiger Wandlung. Mit jeder deiner Erkenntnisse, mit jeder deiner Erfahrungen, mit jedem Gefühl wandelt sich etwas in diesem Organismus, und auf all dies muss er reagieren und sein Gleichgewicht erhalten oder wiederfinden.

Wird eine innere Wandlung dringend, weil neue Erkenntnisse, Eigenschaften, Fähigkeiten zum Durchbruch kommen möchten und die Enge des Selbstbildes und die Angst der Persönlichkeit dem zu lange im Wege stehen, so kann eine Krankheit helfen, die gewohnten Denk-, Fühl- und Verhaltensmuster außer Gefecht zu setzen und dem Neuen zum Durchbruch zu verhelfen. Dann ist die Krankheit eine Wandlungskrise. Die Ordnung des Systems, die zuvor auf bestimmten inneren Gegebenheiten (das heißt Erkenntnissen und entsprechenden Gefühlen) beruhte, muss sich nun entsprechend der neuen inneren Gegebenheiten ausrichten und auf dieser neuen Basis wieder ein gesundes Gleichgewicht finden. Die Phase zwischen dem ursprünglichen gesunden Gleichgewicht und dem neuen gesunden Gleichgewicht ist die Krankheit.

Jedoch können Wandlungen auch stattfinden, ohne dass sich eine körperliche Krankheit manifestieren muss. Wandlungen können ausgelöst werden durch Schicksalsschläge, erschütternde Begegnungen, aber auch durch Probleme und Schwierigkeiten, die sich in einem einigermaßen alltäglichen Rahmen halten.

Vielleicht fragst du dich nun, ob sich Wandlungen nicht auch ohne Krankheiten und Schicksalsschläge vollziehen können. Muss es denn immer mit Leid verbunden sein? Jedoch, wessen Schicksal von Anfang bis Ende glatt verläuft, wer niemals Schmerz erlebt und niemals Schmerz gesehen hat, wer niemals mit Schwierigkeiten konfrontiert wurde, wird nicht herausgefordert, bestimmte Eigenschaften und Fähigkeiten zu entwickeln. Um bestimmte Eigenschaften und Fähigkeiten zu entwickeln, brauchst du Gelegenheiten, die diese Qualitäten in dir herausfordern, und Gelegenheiten, in denen du sie manifestieren kannst. Wenn du immer nur von ihnen träumst, aber keine Gelegenheit hast, sie auszuprobieren, weißt du nicht, ob du sie wirklich besitzt.

Vielleicht bist du in deiner inneren Wirklichkeit ein großer Star, der Barbra Streisand an die Wand singen könnte. Wenn du allerdings niemals auf einer großen Bühne gestanden und es ausprobiert hast, ist das nur ein schöner Traum und keine Realität. Die Bühne aber ist eine große Herausforderung. Menschen sitzen da und beobachten dich, erwarten etwas von dir; Ängste werden aktiviert. Was erwarten sie? Warten sie nur darauf, dass du dich blamierst, dass du Fehler machst? Oder erwarten sie etwas Großartiges von dir und werden enttäuscht sein? Halten all diese Ängste dich davon ab, deine Bühne zu betreten? Oder hindern sie dich daran, frei herauszusingen? Und wenn du aus vollem Hals singst – wird das, was aus deiner Kehle kommt, die Leute zum Lachen bringen oder zum Weinen oder zum Gähnen? Und wie wirst du dich damit fühlen? Wirst du souverän damit umgehen oder weinend zusammenbrechen? All das weißt du nur, wenn du die Herausforderung annimmst und es ausprobierst.

Ebenso ist es mit der Bühne des Lebens – wenn du das Leben

einmal als Bühne betrachtest, auf der ein Aspekt deines Wesens in den Vordergrund treten und sich manifestieren kann.

Unheilbare Krankheiten

Als »unheilbar« gelten Krankheiten, bei denen die medizinische Wissenschaft noch keinen Weg gefunden hat, um zu verhindern, dass sie mit dem Tode enden. Aber der jeweils aktuelle Wissensstand der westlichen Schulmedizin ist nicht *die* Wahrheit; es ist nur der aktuelle Wissensstand eines bestimmten Zweiges der medizinischen Wissenschaft, der auf bestimmten Sichtweisen basiert. Das solltest du dir als Erstes bewusst machen, wenn man dir eine unheilbare Krankheit diagnostiziert.

Das Zweite, das du dir bewusst machen kannst, ist Folgendes: Der Zustand, in dem dein Körper sich befindet, ist Ausdruck eines Zustandes, in dem du selbst dich befindest, der dir aber nicht oder nicht genügend bewusst ist. Dein Körper gehört zu dir, deine Symptome gehören zu dir. Nichts an deinem Körper und deinen Symptomen ist dir feind; alles ist Teil von dir. Deine Symptome können Ausdruck feindlicher Gedanken sein, die du über dich selbst hegst, aber auch diese sind Teil von dir. Alles, was du zu tun hast, ist, sie dir bewusst zu machen. Indem du dir diese Gedanken bewusst machst, beginnst du aus ihnen zu erwachen. Und indem du aus ihnen erwachst, gibst du der Lebenskraft in deinem Körper eine neue Richtung.

Das Dritte, was du dir bewusst machen kannst, wenn man dir eine unheilbare Krankheit diagnostiziert hat, ist die Unausweichlichkeit des Todes. Dass dieses Leben mit dem Tode endet, ist unausweichlich, warum also die Konfrontation mit dem Thema Tod hinausschieben? Warum nicht die Gelegenheit nutzen und jetzt dem Tod ins Auge sehen? Warum dir nicht jetzt bewusst machen, dass du sterblich bist?

Und das Vierte, das du dir bewusst machen kannst, ist die Tatsache, dass du nicht (nur) dieser Körper bist und nicht (nur) die Person, als die du in diesem Körper inkarniert bist; dass deine eigentliche Realität jenseits von Raum und Zeit und Materie liegt; dass du unsterblich, unverletzbar und heil bist.

Krankheit ist weder heilbar noch unheilbar; heilbar oder unheilbar bist du. Heilbar zu sein bedeutet, sich dem Leben zu öffnen, ganz gleich, was es dir bringt, ob es dich schmerzt oder freut, ob es dir passt oder nicht. Unheilbar zu sein bedeutet, sich dem Leben zu verweigern und auf dieser Verweigerung zu beharren, was auch immer es dir bringt.

Sollte dir »Unheilbarkeit« diagnostiziert worden sein, so betrachte die Gefühle, die dies in dir auslöst; und ebenso betrachte »unheilbar« als Gefühlszustand und finde heraus, welcher Teil deiner selbst so tief in Gedanken und Gefühlen von Bitterkeit, Groll, Trotz, Starrheit, Schuld oder Aussichtslosigkeit verstrickt ist, dass er auf seiner Unheilbarkeit beharrt.

Alles bist du; das Leben wie der Tod, die Krankheit wie die Gesundheit sind Zustände, in denen du dich erfährst, entwickelst, wandelst und entdeckst. Jedoch ist nur ein sehr kleiner Teil deiner selbst dir bewusst; der Rest liegt im Schatten. Kräfte von jenseits deiner selbst scheinen in dein Leben eingegriffen und dir die Gesundheit oder Unversehrtheit deines Körpers geraubt zu haben. Dies mag Gefühle von Zorn oder

Groll, Bitterkeit, Ohnmacht, Hilflosigkeit, Ungerechtigkeit in dir ausgelöst haben. Jedoch sind diese Kräfte ebenso Teil von dir wie alles andere. Das, was du bist, ist weitaus größer als das Ich, mit dem du dich identifizierst; es umfasst »innerhalb« und »außerhalb«. Es umfasst deine ganze Welt mit allem, was darin ist.

Heilung ist möglich

Grundsätzlich ist Heilung nicht nur möglich, sondern Heilung ist dir gewiss. Sobald du deine Sehnsucht nach Heilung einmal bewusst in dir aufsteigen lässt und dein Herz für sie öffnest, spürst du das. In deinem Herzen wohnt die unumstößliche Gewissheit deiner Heilung. Mehr noch, Heil-Sein ist deine eigentliche Realität. In deinem innersten Wesen bist du heil und nie anders als heil gewesen.
Wenn du jedoch an einer Krankheit leidest, die Ärzte für unheilbar erklären, oder an der Angst davor oder an starken Schmerzen, so bist du vielleicht so sehr von der Idee der Unheilbarkeit gefangen, dass du diese innere Wahrheit nicht mehr wahrnehmen kannst.
Dein wahres Wesen ist weder sterblich noch verletzlich; es *ist* einfach. Anders gesagt: Du bist nicht dies oder das, sondern du erfährst dich als dies oder das. Krank oder gesund sind nicht Eigenschaften deines Wesens, sondern vorübergehende Zustände, Arten, dich selbst zu erleben.
Gefangen im körperlichen Bewusstsein, leidest du, weil du Angst hast, der Krankheit zu erliegen und zu sterben oder für immer krank zu bleiben. Aufgewacht in ein höheres Bewusstsein – wenn du dich erinnerst, dass du mehr bist als dieser

Körper –, kannst du es dir leisten, diese Phase des Leidens als eine Art der Erfahrung zu durchleben. Sogar deine Angst, so groß sie auch sein mag, kannst du fühlen, aber du wirst nicht von ihr hypnotisiert sein. Du kannst sie einfach wahrnehmen als etwas, das zu dieser Erfahrung gehört.

Du kannst dir sogar leisten, dich mit der Realität »Tod« zu konfrontieren, wenn du weißt, dass auch diese Realität Teil deiner eigenen Reise, Teil deiner innersten Erfahrung ist, aber deinem eigentlichen Wesen nichts anhaben kann.

Was bedeutet Heilung?

Wenn du dich nach Heilung sehnst, meditiere über »Unheil«. Was ist Unheil? Was bedeutet es für dich? Was in deinem Leben oder in deinem Denken und Fühlen ist unheil? Und was bedeutet es, unheil, also nicht heil zu sein? Was bedeutet es für dich?

- Dich selbst als abgetrenntes Einzelnes wahrzunehmen ist unheil.
- Einen anderen Menschen als von dir getrennte Realität wahrzunehmen ist unheil.
- Dein Leben als eine von dir getrennte oder unabhängige Sache zu sehen ist unheil.
- Die Welt außerhalb von dir als Nicht-Ich zu betrachten ist unheil.
- Zu glauben, es gäbe irgendetwas in deiner Welt, das nicht zu dir gehöre, ist unheil.
- Mit dir selbst nicht eins zu sein ist unheil.
- Dich selbst abzulehnen ist unheil.

Betrachte die gesamte Realität als aus einem Stück bestehend; betrachte die gesamte Realität als in dir anwesend, so wie in einem Hologramm in jedem Fragment das Ganze enthalten ist. Betrachte dein Leben als einen Ausdruck *des* Lebens; deinen Geist als einen Ausdruck *des* Geistes. Dein Körper ist nicht nur zusammengesetzt aus den Elementen des Planeten Erde, sondern des gesamten Universums.

In jeder deiner Erkenntnisse, jeder geistigen Entdeckung ist die *eine* Intelligenz aktiv. Betrachte alles als aus einem Stück und in dir anwesend – in dir wie in jedem anderen. Meditiere darüber. Betrachte alles aus dieser Perspektive, auch deine Krankheit und deinen Wunsch nach Heilung.

Wer leidet? Das Eine Bewusstsein leidet an der Begrenzung, die es in dir erfährt. (Indem das Eine Bewusstsein sich in dir und als du einen individuellen Brennpunkt schafft, muss es sich zwangsläufig begrenzen. Um etwas Bestimmtes zu sein, musst du darauf verzichten, alles zu sein.) Es sehnt sich danach, aus der Hypnose dieser Begrenzung zu erwachen und zu sich selbst, zu seiner Ganzheit heimzukehren: Das ist die Sehnsucht, die du als Sehnsucht nach Genesung oder Heilung von deiner momentanen Krankheit erfährst.

Zugegeben, dies ist ein großer Sprung in eine andere Perspektive und erscheint jemandem, der gerade durch Krankheit geschwächt ist, vielleicht ein wenig zu groß. Jedoch musst du nicht unbedingt springen; du kannst auch einfach diese Worte auf dich wirken lassen. Das Wissen, die Erinnerung an dein wahres Wesen ist ja in dir vorhanden und wird durch Worte dieser Art nicht hervorgebracht, sondern nur geweckt.

Du kannst auch darum bitten, dass dir die Erinnerung an dein wahres Wesen geschenkt wird. Letztlich ist das die einzige Heilung.

Die wahre Heilung

Die wahre Heilung ist die Entdeckung deiner Ganzheit. Nichts anderes kann wirklich Heilung bewirken als dies. Lass dich von dem Gedanken kurieren, du seiest ein abgetrenntes Einzelnes, der Welt hilflos ausgeliefert; lass dich von dem Gedanken kurieren, es gäbe überhaupt irgendein abgetrenntes Einzelnes. Betrachte die Welt als Ganzes und dich selbst als Teil dieser Ganzheit, unlösbar und für immer mit ihr verbunden, Teil und Ausdruck der Ganzheit. Meditiere über das Verhältnis zwischen der Ganzheit und dem, was du als »ich« betrachtest, bis du ins Bewusstsein der Einheit eintauchst.

Nichts anderes ist Heilung, als zu entdecken, dass alles heil ist und schon immer heil war. Heil bist du, wenn du dir deiner innigen Verbindung mit der Ganzheit bewusst bist; unheil, wenn du dich abgetrennt wähnst. Übe dich stets darin, die Ganzheit wahrzunehmen; in dir selbst, in allen Erscheinungen, in allen Gedanken.

Du kannst diese Ganzheit »Gott« nennen oder »das Leben« oder »das Universum« oder »das Eine Wesen« oder »All-das-was-ist« oder wie immer du willst; es spielt keine Rolle. Wichtig ist, dass du begreifst, was Ganzheit bedeutet.

Ganzheit bedeutet, dass es nichts Abgetrenntes gibt; alles ist Teil eines Ganzen; alles geht aus diesem Ganzen hervor. Jede Regung, die dich bewegt, ist eine Regung des Ganzen in dir, die ihre Richtung aufgeprägt bekommt durch deine Gedanken. Jeder Gedanke, der sich in dir erhebt, ist eine Regung der Intelligenz des Ganzen, die in dir ihre individuelle Prägung bekommt. Jede Erkenntnis, die du gewinnst, ist eine Entdeckung des Ganzen in dir und durch dich. Jeder

Schritt, den du in deiner Entwicklung tust, ist ein Schritt in der Entwicklung des Ganzen. Mit jedem Problem, das dich beschäftigt, hast du Teil an einem Problem des Ganzen; mit jeder Lösung, die du für eines deiner Probleme findest, entdeckt das Ganze einen Weg. Jede Eigenschaft, die du in dir entwickelst, ist eine Eigenschaft des Ganzen, im Keim vorhanden in allem, was ist, und in dir zur Blüte gelangt. Das Gleiche gilt für jede Fähigkeit, jedes Talent, jede Manifestation von Willenskraft, Macht, Kreativität, Liebe oder Intelligenz.

Meditiere darüber; beleuchte alle Fragen, die deinen Geist beschäftigen, aus der Perspektive der Ganzheit heraus; betrachte deine Krankheit als einen Prozess, den das Ganze erwirkt und durchleidet. Betrachte alle Fragen, die deinen Geist beschäftigen, als Suchen der Erkenntnisfähigkeit des Ganzen, als Ausdruck der Sehnsucht des Ganzen, sich selbst zu entdecken und zu verstehen; und jede Antwort, die in dir aufsteigt, als Ausdruck einer Erkenntnis, die das Ganze in dir und als du gewinnt.

Betrachte jede Entwicklung in deinem Leben, sei es eine Erkrankung oder ein Unfall, eine neue Liebe oder eine Geburt, eine Herausforderung, ein Geschenk, eine Beziehung, ein Studium, eine Arbeit oder was auch immer als Teil deiner Entfaltung und somit als Teil der Entfaltung, die das Ganze in dir auf einzigartige Weise erlebt.

Betrachte dein ganzes Leben einschließlich aller Ereignisse, aller Beziehungen und aller Phasen als deinen Heilungsprozess – als Prozess, in dem du nach und nach von der Idee deiner Abgespaltenheit, deiner Begrenztheit, deiner Mangelhaftigkeit kuriert wirst oder besser gesagt ihr entwächst.

Betrachte dein Leben als deine ganz intime Begegnung mit

dir selbst; als deine Abenteuerreise; als eine Erforschung deiner selbst, deiner Fähigkeiten, deiner Möglichkeiten, deiner Eigenschaften. Betrachte dich in jedem Augenblick als aufgehoben in der großen Ganzheit, als Teil und Ausdruck von ihr, durchlebt, beseelt, durchdrungen von dem einen Geist, der alles beseelt, von der einen Intelligenz, die in allen leuchtet, und der einen Liebe, die in allen Herzen wohnt. Spüre, wie du teilhast an allem Leben, und werde dir der Art bewusst, wie du daran teilhast.
Dann weißt du dich immer und überall auf dem Weg deiner Heilung.

Vollkommenheit

Dein gesamter Organismus – das Körper-Geist-Seele-System, das du Ich nennst – ist in vollkommener Weise angelegt. Er funktioniert selbst dann noch in vollkommener Weise, wenn du dich mit ungesunder Nahrung und falschen Gedanken fütterst. Seine Vollkommenheit besteht unter anderem darin, dass er sofort meldet, was ihm nicht passt. Alles, was falsch, was unwahr, was deiner Natur nicht angemessen ist, was dir nicht entspricht, ruft eine Fehlermeldung in deinem System hervor. Diese Fehlermeldung kann in einem körperlichen oder in einem seelischen Symptom bestehen – in Kopfschmerzen oder Durchfall ebenso wie in Unlust, Langeweile, Ärger oder Depression, um nur einige Beispiele zu nennen.
Wenn du aufmerksam bist, nimmst du diese Fehlermeldungen wahr und ernst, ebenso wie du es wahr- und ernstnimmst, wenn in deinem Auto ein Warnlämpchen blinkt.

Wenn du nicht aufmerksam bist, bekommst du wieder und wieder Fehlermeldungen, immer stärkere und auffallendere, bis du nicht anders kannst, als sie wahrzunehmen.

Und genau in diesem Augenblick beginnt deine Heilung. Deine Heilung ist eigentlich nichts anderes als ein Erwachen. Du wirst aufmerksam auf etwas, das nicht stimmt oder nicht mehr stimmt. Du merkst, dass du in irgendeinem Bereich deines Lebens nicht deiner Wahrheit, nicht deinem Herzen oder deinem Körper entsprechend lebst. Nun kannst du in dich gehen und herausfinden, wo die Störung liegt und wie sie behoben werden kann.

Teil dieser körperlichen Vollkommenheit ist der Instinkt. Instinkt ist körperliche Intelligenz, eine dem Körper von der Natur mitgegebene Intelligenz, die der Selbsterhaltung dient. Wenn du körperlich krank bist, weist dir dein Instinkt den Weg zur Heilung. Deinem Instinkt zu folgen kann bedeuten, genau auf deinen Appetit zu achten: Ob du Appetit auf kühle, saure Nahrung hast oder auf warmen Brei, auf wenig oder viel Nahrung, auf Bitteres, Salziges, Scharfes oder Süßes, auf Früchte oder ein kräftiges Steak – achte darauf und folge diesem Instinkt so weit wie möglich. Es macht für deinen Körper einen großen Unterschied, ob du eine saure Gurke isst oder eine Portion Haferbrei. Achte auch auf deinen Durst. Gib deinem Körper kühles Wasser zu trinken oder warmen Tee oder einen Fruchtsaft – je nachdem, was er verlangt.

In Bezug auf Ernährung und Getränke seinem Instinkt zu folgen, bedeutet, Süchte und Gewohnheiten zu umgehen. Wenn du schnell und konsequent bist im Befolgen deiner instinktiven Impulse, werden Süchte und Gewohnheiten ihren Griff lockern, denn immer wenn du deinem Körper gibst, wonach er wirklich verlangt, stellt sich Zufriedenheit ein.

Dein Instinkt kann dir auch sagen, welcher Arzt oder welches Heilmittel für dich hilfreich ist. Du brauchst dich nicht in der Materie auszukennen; die Intelligenz in dir weiß, was jetzt für dich gut ist, und wird dich darauf aufmerksam machen. Sei einfach wach für Zeichen und Gelegenheiten. Vielleicht erzählt dir jemand von einer Heilmethode, die sofort dein Interesse weckt; oder eine zufällige Begegnung, ein Bild, eine Reklame, ein Traum machen dich auf etwas aufmerksam, das dir helfen kann.

Deinem Instinkt zu folgen bedeutet auch zu spüren, ob es Zeit ist zu schlafen, zu ruhen oder aktiv zu sein; zu liegen oder aufzustehen; ob es gut ist, jetzt Kontakte zu meiden oder zu suchen, und welche Menschen dir guttun und welche nicht.

Auch Farben, Töne, Düfte können heilend wirken. Vielleicht sehnst du dich nach Grün; dann schaff dir die Möglichkeit, aus dem Fenster ins Grüne zu schauen, und wenn das nicht möglich ist, lass dir ein grünes Bild bringen, ein grünes Tuch, eine grüne Pflanze.

Es gibt so vieles, das helfen und heilen kann; die Welt ist voll von Medizin, nicht nur der Art von Medizin, die man in der Apotheke kauft. Alles, was dir jetzt guttut, kann Medizin für dich sein.

Was immer du brauchst zu deiner Heilung: Dein Instinkt weiß es.

Der entscheidende Perspektivenwechsel

In Wirklichkeit gibt es weder Krankheit noch Gesundheit; es gibt einfach nur Leben. Leben entfaltet sich, entwickelt sich, drückt sich aus, erforscht seine Möglichkeiten, und innerhalb dieses Prozesses gibt es Phasen, in denen der Mensch, in dem das Leben sich personifiziert, sich als leidend erfährt, und wieder andere, in denen er sich wohl fühlt. Die Phasen, in denen er sich als leidend erfährt, definiert er, zumindest wenn das Leiden sich in körperlichen Symptomen oder psychischen Extravaganzen niederschlägt, als Krankheit, die Phasen, in denen er sich wohl fühlt, als Gesundheit. Die Unterteilung in Krankheit und Gesundheit impliziert, Krankheit sei das Falsche und Gesundheit das Richtige. Wenn man krank sei, gälte es demnach, aus dem falschen Zustand herauszukommen und in den richtigen (wieder) hineinzugelangen.

Krankheit ist nicht krank und Gesundheit nicht gesund, sondern beides sind natürliche und somit eigentlich gesunde Zustände, die innerhalb einer Gesamtbetrachtung des Lebens ihren sinnvollen Platz haben. Lass diese Betrachtung wirken; schau deine eigenen aktuellen oder vergangenen Krankheitsphasen einmal in diesem Licht an. Wenn du gerade krank bist, beobachte, welche Wirkung dieser Gedanke auf dich hat, wenn du ihn auf deine akute oder chronische Erkrankung anwendest.

»An meiner Krankheit ist nichts Krankes und nichts Falsches; sie ist einfach eine Phase in meiner völlig gesunden, natürlichen Entwicklung, so quälend ich sie auch erleben mag.«
Spürst du, dass dies der Anfang einer Gesundung ist?
Was einen Menschen tatsächlich krank macht, sind nicht

die Symptome und auch nicht die Erreger oder Auslöser dieser Symptome – was krank macht, ist nicht die Krankheit, sondern die Idee, an dieser sei etwas Krankhaftes, etwas Falsches, das entfernt werden müsse. Was falsch ist, ist nicht die Krankheit, sondern diese Idee. Sie verneint die Realität.

Dieser Perspektivenwechsel ist als rein geistige Übung leicht zu vollziehen; leidest du jedoch unter einer quälenden Erkrankung, wird es dir schwerfallen, die Dinge auf diese Weise zu betrachten. Denn jede Erkrankung enthält in sich den Wunsch, sich in Wohlgefallen aufzulösen, den Wunsch nach Erlösung, nach Genesung. Dennoch kannst du wenigstens die Idee in deinem Geist bewegen. Vielleicht setzt dies einen Perspektivenwechsel in Gang. Und wann immer du deine Perspektive wechselst, tritt auch eine Veränderung in deinem Körper ein.

Was ist Krankheit?

Mit jeder Erkrankung erweitert das System sich selbst. Um sich erweitern zu können, muss es sich erneuern; es muss etwas abstoßen und etwas hinzugewinnen. Das, was es abstoßen muss, ist eine Grenze; was es hinzugewinnen muss, ist Neuland: neue Möglichkeiten des Seins, die bisher noch jenseits dessen, was zugänglich erschien, lagen. Mit anderen Worten: Deine Krankheit sagt dir, dass es Zeit ist, dich zu erweitern; dass es Zeit ist, eine alte Grenze abzustreifen und neue Möglichkeiten des Seins zu entdecken und zu integrieren.

In welchem Bereich deiner selbst die zur Überschreitung fällige Grenze und das zu erobernde Neuland liegt, zeigt dir der Ort, an dem das Symptom sich abspielt. Bezieht deine Symptomatik den ganzen Körper mit ein, so handelt es sich bei dem Thema, in dem Erweiterung ansteht, um ein dein ganzes Leben in all seinen Bereichen umfassendes Thema. Spielt sich das Symptom in einem bestimmten Bereich des Körpers ab, zum Beispiel in den Beinen, den Armen, im Herzen, im Urogenitaltrakt, im Kreislauf- oder Atemsystem oder im Verdauungstrakt, so handelt es sich bei dem Thema, in dem es um Grenzüberschreibung und Erweiterung geht, um etwas, das mit einem bestimmten Lebensbereich zusammenhängt. Betrachte die betroffenen Gliedmaßen oder Organe als Teile deiner selbst, die innerhalb deines Gesamtsystems einen bestimmten Themenbereich repräsentieren, erfasse, um welchen Themenbereich es sich jeweils handelt, und du wirst verstehen, in welchem Bereich deines Lebens eine Erneuerung und Erweiterung ansteht.

Schmerzen dich beispielsweise deine Beine beim Gehen, so liegt auf der Hand, dass das fragliche Thema etwas mit Fortbewegung, mit Weiterentwicklung zu tun hat, damit, zu etwas fortzuschreiten und etwas hinter dir zu lassen.

Nun: Es ist nicht unbedingt notwendig, die Symptome zu interpretieren. Ohnehin kannst du den Schritt, der ansteht, nicht mit dem Verstand tun; du tust ihn mit deinem ganzen Wesen oder überhaupt nicht. Besser als zu interpretieren und zu analysieren ist, die Krankheit bewusst und aufmerksam zu durchleben. Sie trägt dich, wenn du es zulässt und dich tragen lässt, in den neuen, erweiterten Zustand hinein, und Heilung geschieht genau in dem Augenblick, in dem du diese Erweiterung zulässt beziehungsweise in dem dieses Zulassen in dir geschieht.

Um Krankheit und Gesundheit tiefer zu verstehen, musst du erkennen, dass du nicht allein und unabhängig von deinem Umfeld existierst. Tiere, die in einer natürlichen Umgebung leben, sind gesund, ebenso wie Menschen, die in einer natürlichen Umgebung leben, welche ihnen angemessen ist (das heißt in ihrer natürlichen Umgebung, nicht etwa in ein anderes Klima verpflanzt).

In welcher Umgebung lebst du? In welcher Weise fordert dich deine Umgebung heraus, deine Grenzen zu erweitern, neue Möglichkeiten des Seins zu erkunden, neue Fähigkeiten zu entwickeln, dein Verständnis zu erneuern oder zu erweitern? Und wie antwortest du auf diese Herausforderung? Indem du dich darauf versteifst, so zu bleiben, wie du immer warst, indem du versuchst, dich den Forderungen deiner Umwelt anzupassen oder indem du gegen sie kämpfst oder deine Nische suchst, in der du unbehelligt als Außenseiter dein Sosein kultivieren kannst?

Wie antwortest du auf die Herausforderungen deiner Umwelt? Beispielsweise die Herausforderungen, die sich aus deiner privaten Beziehung ergeben? Wie reagierst du, wenn dein Partner anders denkt als du? Wenn er dein Denken in Frage stellt? Wenn er dich kritisiert? Wenn er sich anders verhält, als du es dir wünschst oder vorstellst? Wie reagierst du auf Forderungen, Vorwürfe, Kritik, ablehnendes oder verurteilendes Verhalten seitens deiner Familie, deiner Kollegen, deiner Vorgesetzten oder Kunden? Wie reagierst du auf unangenehme Umweltbedingungen – etwa wenn das Klima dir nicht gefällt oder du unter Elektrosmog oder zu viel Hitze oder Kälte leidest?

Diese Fragen bezwecken nicht, dich dazu zu bewegen, dein eigenes Verhalten urteilend unter die Lupe zu nehmen, sie bezwecken nur, deine Aufmerksamkeit darauf zu lenken, dass es Herausforderungen gibt, denen du auf deine Weise begegnest. Jede Herausforderung ist eine Chance zu Wachstum. Du kannst diese Chance wahrnehmen und mit dem Fluss des Lebens gehen oder sie verweigern und dich gegen den Fluss stemmen. In letzterem Fall wirst du krank, auf die eine oder andere Weise. Diese »Krankheit« ist nichts anderes als der Ausdruck deines Widerstrebens; sie drückt in sehr genauer Weise die Art aus, wie du dich gegen Wachstum und Erweiterung wehrst. An diesem Wehren wiederum ist nichts Falsches oder Krankes; du wehrst dich, weil du nicht anders kannst, weil du eben so bist, wie du bist, und dort stehst, wo du eben in deiner Entwicklung stehst. Dies ist ganz natürlich. Mit der Krankheit kommt dir ein anderer Teil deiner selbst zu Hilfe, ein Teil, der sich deiner Bewusstheit entzieht, und zwingt dich, deinen Kampf gegen die Herausforderung, deine Angst, deine Not und deinen Schmerz körperlich zu durchleben.

Indem du nichts weiter tust, als deine Krankheit zu durchleben, gestattest du diesem tieferen Selbst, das zu vollziehen, wozu du noch nicht in der Lage warst: die fällige Erweiterung deiner selbst. Das ist Heilung.

An einem einfachen Beispiel illustriert: Wenn ein Kind drei Jahre alt ist und sich so verhält, wie Dreijährige sich eben verhalten, ist das gesund. Wenn ein Dreißigjähriger sich verhält wie ein Dreijähriger, ist das krank. Dieser Mensch hat die Herausforderungen seines Lebens nicht angenommen und ist auf einer kindlichen Entwicklungsstufe stehengeblieben.

Ebenso ergeht es dir, wenn du einen Entwicklungsschritt, der ansteht, nicht vollziehst, weil eine Angst dich daran hindert.

Krankheit ist der Versuch deines eigenen Systems, diese Erweiterung sozusagen über dein bewusstes Ich und über deine Angst hinweg zu vollziehen und dich in den erweiterten Zustand hineinzutragen. Der Körper nimmt dir einen Teil des Kampfes und der Arbeit ab; und in dem Augenblick, da du dies anerkennst und geschehen lässt, hast du bereits die Talsohle deiner Krankheit, die Krise, durchschritten und bewegst dich auf die Heilung zu, selbst wenn du nicht in der Lage bist, deine Symptome mit dem Verstand zu interpretieren.

Um es zu wiederholen: Krankheit ist nichts Krankes; im Gegenteil, Krankheit heilt, wenn Heilung verstanden wird als eine Synchronisierung mit der Realität, mit dem Fluss des Lebens und der Umwelt, die sich in ständiger Weiterentwicklung befindet. Niemand lebt isoliert und unabhängig von der Welt um ihn herum; jeder ist hineingestellt in eine bestimmte Umwelt, ist Teil von ihr, und Leben in jedem Augenblick bedeutet, jeden Augenblick irgendeinen Schritt zu tun, auf irgendeine Herausforderung zu antworten, sich irgendeiner Begegnung zu öffnen, einer neuen Erkenntnis, einem neuen Gefühl; eine andere Art des Handelns, des Gehens, des Seins auszuprobieren.

Leben ist ein ständiger Fluss, ein ständiges Fortschreiten. Was fortschreitet, bist nicht du ganz allein, isoliert, sondern deine ganze Welt einschließlich deiner selbst. In Harmonie zu sein bedeutet keineswegs immer, dich widerstandslos veränderten Umständen anzupassen; es bedeutet, die Realität wahrzunehmen, wie sie ist, und deinen eigenen Weg zu finden, mit ihr umzugehen und ihr zu antworten. Wann immer du die Antwort verweigerst, bist du aus dem Kontakt mit der Realität herausgefallen, verschließt dich letztendlich vor dir selbst, vor deiner eigenen Natur, die sich weiterentwickeln möchte – und wirst krank. Nicht als Strafe für deine Verweigerung, sondern als Hilfe, als Unterstützung deiner wahren Natur in ihrer Entfaltung, in ihrer Erweiterung, ihrer Weiterentwicklung.

Verstehst du deine Krankheit auf diese Weise, so verlierst du die Furcht vor ihr und erkennst, dass sie dir ein Freund ist, ein Entwicklungshelfer, im Grunde deine Heilung.

Dies ist der Perspektivenwechsel, zu dem du in diesem Kapitel und in diesem ganzen Buch eingeladen wirst, und wenn du gerade krank sein solltest, kannst du anhand deiner Krankheit darüber meditieren.

Heilung durch Inspiration

Wenn du dein Leben einmal poetisch betrachtest anstatt sachlich, gewinnst du eine andere Sichtweise auch in Bezug auf deine Krankheit. Ist Gesundheit nicht ein Wohlklang – hochgestimmt, friedlich oder sanft –, und ist Krankheit nicht eine Dissonanz? Und wenn du die Sinfonie deines Lebens mit Abstand betrachtest: Ist die Dissonanz nicht notwendig innerhalb des Ganzen? Und welches ist die spezielle Musik deiner Erkrankung? Kannst du sie hören?

Der wichtigste Schritt zu deiner Heilung ist, mit dem Urteilen aufzuhören. Beurteilst du deine Krankheit als Fehler, als etwas Falsches, so nehmen deine Selbstheilungsversuche die falsche Richtung, weil sie von einer unwahren Grundbehauptung ausgehen. Deine Symptome sind weder richtig noch falsch; sie sind einfach, was sie sind. Sie sprechen eine Sprache, die nur du wirklich verstehen kannst; sie sind die Art, wie deine Seele sich in deinem Fleisch ausdrückt.

Dein »Fleisch« übrigens, dein Körper, ist eine singende, schwingende, klingende Energieformation; ist eigentlich Musik, nur dass deine Ohren diese Musik nicht hören können. Alles singt und schwingt; die Zellen deines Körpers, die Säfte, die deinen Organismus durchströmen, dein Atem, dein Pulsschlag, die auf- und absteigende, ein- und ausströmende Energie.

Und dies ist die beste Heilung: Singe dein eigenes Lied in deinem eigenen Takt, in deinem eigenen Tempo, auf deine eigene Weise, auf eine Weise, die dich in Entzücken und deinen Organismus in einen hochgestimmten Wohlklang versetzt.

Was bedeutet das: Singe dein eigenes Lied? Es bedeutet, in jedem Augenblick das Beste und Schönste zu sein, das du für dich selbst sein kannst; in jedem Augenblick dein eigenes Ideal. Nicht dem falschen Idol nachzueifern, in das du einen anderen Menschen oder fremde Vorstellungen verwandelt hast, sondern deinem eigenen Ideal.

Wie möchtest du gern sein? Völlig frei von Vorstellungen deiner Familie, deiner Religion, deiner spirituellen Lehrer, deiner Gesellschaft, nur deinem eigenen Herzen folgend? Und wie möchtest du in diesem Augenblick gern sein?

Hier ist der Pfad, der zur Heilung führt. Stell dir diese Frage immer wieder: Wie möchte ich in diesem Augenblick gern sein?

Halte dich nicht mit Zweifeln auf; denk nicht darüber nach, ob es dir möglich ist, so zu sein, oder warum es dir unmöglich ist. Stell dir einfach diese Frage wieder und wieder, und wenn eine Antwort aus tiefstem Herzen auftaucht, so halte diese Antwort hoch und heilig in deinem Bewusstsein. »Das bin wahrhaft ich. So möchte ich sein.«

Kein Ideal ist zu fern, um es zu verwirklichen, denn alles bist du. Du bist es bereits, aber es ist dir nicht bewusst. Du bist bereits so groß, so schön, so mächtig, so frei, so froh, so mitfühlend, so großzügig, wie du sein möchtest; aber bislang fehlte dir noch der Mut, diese deine Fähigkeit auch anzuwenden. Immerhin aber kannst du die Sehnsucht danach in dir fühlen; und indem du die Sehnsucht fühlst und heilig hältst, fühlst du auch die Qualität, nach der du dich sehnst. Und indem du sie fühlst, wird sie Wirklichkeit.

Wenn du auf diesem Weg bist, dem Weg, dein eigenes Ideal zu verwirklichen, verlieren alle Probleme, Krankheiten, Symptome ihren Schrecken. Du weißt, ja du spürst, dass du auf deinem eigenen Weg bist, was auch immer geschieht; dass jedes Ereignis deines Lebens zu deinem Weg gehört, sei es eine Begegnung oder eine Erkrankung, sei es eine angenehme oder eine unangenehme Begebenheit. Tatsächlich gibt es nicht wirklich etwas Unangenehmes mehr, denn du spürst, dass du auf deinem eigenen Weg bist, was immer geschieht. Du hast die Perspektive gewechselt. Anstatt der kleine Mensch zu sein, Opfer der Umstände, verstrickt in Beziehungen, bist du die Seele, die voller Sehnsucht und Vorfreude ihr eigenes Ebenbild erschafft, und alle Ereignisse deines Lebens sind sozusagen Abfallprodukte dieses Schaffensprozesses, dieser Reise zu dir selbst, zu deinem Ideal. Weder die Meinung anderer noch das Denken deines Kollektivs haben mehr Bedeutung für dich; auch Bezeichnungen für deine Krankheit sind nicht mehr wichtig. Wichtig ist, deinen eigenen Weg zu gehen, zu durchleben, zu durchleuchten mit deiner Liebe, deiner Aufmerksamkeit, deiner Sehnsucht in jedem Augenblick.

Dies ist Heilung durch Inspiration.

Genesung

Genesung bedeutet, von einem Irrtum kuriert zu werden. Solange du krank bist, befindest du dich in einer Art Alptraum; Genesung bedeutet aufzuwachen in die Realität. Das bedeutet nicht, dass Krankheit in sich ein Irrtum ist; im Gegenteil, Krankheit ist ein sinnvoller Schachzug der Seele, die bestrebt ist, die Begrenzungen abzustreifen, die sie sich durch Nichtwissen auferlegt hat.

Von allen Irrtümern kuriert zu sein heißt Erleuchtung. Erleuchtung bedeutet zugleich die Überwindung der Idee von Krankheit; Erleuchtung bedeutet, sich nicht mehr nach Heilung zu sehnen, weil du erkannt hast, dass es nichts Unheiles gibt. Du warst immer ganz; du warst immer heil; unheil waren nur deine Gedanken.

Wenn du statt nach Heilung nach Erleuchtung strebst, erweist sich jedes Symptom und jede Erkrankung als wertvoll, als Helfer auf dem Weg. Jedoch brauchst du weder Symptome noch Erkrankungen, um erleuchtet zu werden; alles, was du brauchst, ist deine aufrichtige Suche nach Wahrheit.

Trachte danach, in jeder Situation die Wahrheit zu erfassen, die Wahrheit auszudrücken, der Wahrheit zu dienen. Selbst wenn dein Verstand die Wahrheit nicht kennt, fühlst du sie doch im Herzen. Sei deinem Herzen treu unter allen Umständen, und du lebst in der Wahrheit, durch die Wahrheit und für die Wahrheit.

Was ist Medizin?

Es gibt Medizin, die von außen kommt, und Medizin, die von innen kommt. Medizin, die von außen kommt, ist beispielsweise ein Medikament, das man einnimmt. Medizin, die von innen kommt, ist beispielsweise eine Erkenntnis, die alles verändert. Oder eine neue Eigenschaft, die dich die Situation, mit der du dich zuvor geplagt hast, jetzt mit Leichtigkeit meistern lässt. Letztendlich aber gibt es kein Innen und Außen. Alles ist aus einem Stück.
Eine Erkrankung ist eine Frage, die das Leben an sich selbst stellt; Medizin gibt die Antwort. Die Antwort kann aus einer Heilpflanze kommen oder aus einem heilenden Wort, aus dem Lächeln eines anderen Menschen oder aus der Wärme der Sonnenstrahlen.
Für jede echte Frage gibt es eine Antwort. Frage und Antwort hängen zusammen wie Krankheit und Medizin. Das Kind braucht Nahrung, und der Körper der Mutter hat Milch. Eines bedingt das andere: Frage und Antwort, Krankheit und Medizin, Hunger und Nahrung. In dem Weg vom einen zum anderen liegt ein Stück Entwicklung. Das, was gewonnen wird auf diesem Weg, ist nicht die Antwort, nicht die Medizin, nicht die Nahrung, sondern die Entwicklung, die auf dem Weg vom einen zum anderen durchlaufen wird.
Du kannst deine Krankheit betrachten wie eine Frage, die das Leben an sich selbst stellt; und Fragen sind dazu da, die Offenbarung einer Erkenntnis anzuregen. Im Grunde ist nicht die Frage zuerst da, sondern die Antwort: Die Erkenntnis strebt danach, bekannt zu werden, und bedient sich dazu der Frage.
Das gilt sowohl für eine ganz individuell erscheinende Er-

krankung als auch für eine Massenerkrankung wie im Falle einer Epidemie. Eine Epidemie ist niemals nur eine Maßnahme der Bevölkerungsregulation, die das Leben auf eine unpersönliche Art vornimmt; sondern jeder einzelne Mensch, der an dieser Epidemie erkrankt oder stirbt, hat einerseits an einem Kollektivproblem teil und durchleidet andererseits seine ganz persönliche Frage, sein persönliches Dilemma, sein persönliches Schicksal.

Es mag allgemeine Charakteristika einer Krankheit geben; es mag generelle Menschheitsprobleme geben, die sich in einer Krankheit ausdrücken; aber die Art, wie jemand eine Krankheit erlebt, ist immer eine ganz persönliche. Deshalb hüte dich vor verallgemeinernden Symptomdeutungen. Sie können nützlich sein, um dich zu eigenen Meditationen anzuregen, und gelegentlich eine Erkenntnis in dir auslösen. Aber die richtigen Fragen sind die, die du dir ehrlich und ganz persönlich stellst.

Die wichtigsten Grundgedanken über Krankheit und Heilung

1. Wodurch auch immer sie ausgelöst sein mag: Deine Krankheit gehört zu dir. Nichts an ihr ist dir fremd.
2. Dein Körper gehört zu dir. Er ist ein Teil von dir. Nichts an ihm ist dir fremd.
3. Dein Symptom ist nicht dein Feind; nichts an deinem Körper ist dir feind. Du kannst höchstens feindliche Gedanken über dich selbst hegen.
4. Die Krankheit selbst ist ein Heilungsprozess. Sie ist ein Prozess, in dem die Seele in deiner Persönlichkeit eine

neue Facette ihrer selbst entdecken und entfalten möchte.

5. Der Schmerz und das Unwohlsein deiner Erkrankung resultieren aus dem Schmerz, den die Seele erleidet, wenn ihre Entfaltung in der Persönlichkeit an eine Grenze stößt, und aus der Angst, aus der heraus die Persönlichkeit an dieser Grenze festhält.
6. Weder dieser Schmerz noch diese Angst noch die Krankheit sind falsch; sie alle sind natürliche Wachstumsphasen.
7. Du kannst es wagen, dich dem Prozess »Krankheit« hinzugeben. Die Kräfte des Lebens, die danach trachten, deine Möglichkeiten zu erweitern, sind in ihm am Werk.
8. Wenn es dir nötig oder sinnvoll erscheint, zum Arzt oder Heilpraktiker zu gehen und Therapien oder Medikamente anzuwenden, so betrachte diese Hilfsmittel als Unterstützer deines Wachstumsprozesses.
9. Tatsächlich können Therapien und Medikamente den Heilungsprozess im Sinne eines Wachstumsgeschehens unterstützen – vorausgesetzt, du benutzt sie nicht zur Unterdrückung.
10. Benutzt du jedoch unterdrückende Therapien oder Medikamente, so öffne dein Herz der Angst, aus der heraus du diese Art von Medizin wählst, und versichere den Teilen deiner selbst, die du auf diese Weise unterdrückst, dass du bereit bist, sie wahrzunehmen, jedoch darum bittest, auf sanftere Weise an sie herangeführt zu werden. Vertraue darauf, dass der Prozess des Wachstums, den die Krankheit angeregt hatte, weitergeht, auch wenn du dich im Augenblick nicht stark genug fühlst, um ihre Symptome ertragen zu können.

11. Sieh dich immer als Teil eines größeren Ganzen. Zu diesem größeren Ganzen gehörst du ebenso wie dein Arzt und deine Medizin, dein gesamtes Umfeld und die gesamte Natur. Betrachte deine Krankheit, deinen Heilungsprozess, deine Ängste und deine Verweigerung, deine Hoffnung und deinen Mut stets als Bewegungen, die aus dem größeren Ganzen hervorgehen und in dir wirken – nicht als deine privaten Gefühle.
12. Und wisse, dass nichts wichtiger ist, als diesen Gedanken zu erfassen. Die wahre Heilung liegt nur hierin.

Fragen zur Kontemplation

Was ist Gesundheit?

Ist Gesundheit die Abwesenheit von Symptomen? Oder ein Zustand, in dem alles perfekt funktioniert? Was bedeutet Gesundheit für dich?
Finde deine eigene Definition. Finde sie nicht mit dem Verstand, sondern mit dem Herzen.
Denk dann an deine momentane Lebenssituation. Frag dich: Was wäre jetzt gesund für mich? Wie kann ich mich so verhalten, dass ich dieses Verhalten als gesund empfinde?
Und noch einmal ganz grundsätzlich: Was bedeutet für dich Gesundheit? Und weiter: Wie stellst du dir Gesundheit vor? Welche Bilder tauchen bei dem Gedanken an Gesundheit auf? Wie würde es sich anfühlen, gesund zu sein? Was ist gesundes Verhalten?
Was bedeutet für dich ganz persönlich eine gesunde Lebensweise? Für den einen mag eine gesunde Lebensweise bedeuten, sich von Rohkost zu ernähren und Sport an der frischen Luft zu treiben; für den anderen besteht eine gesunde Lebensweise vielleicht darin, mit Menschen, mit denen er sich wohl fühlt, gemeinsam zu arbeiten und zu feiern. Was bedeutet es für dich? Meditiere darüber.

Schreib die Antworten auf, wenn Aufschreiben dir hilft, mit deinem Innern in Kontakt zu kommen.

Der Zweck der Krankheit

Hat Krankheit einen Zweck? Ebenso gut kannst du dich fragen: Hat alles einen Zweck? Hat Leben einen Zweck?
Entweder hat alles einen Zweck, oder nichts hat Zweck, alles ist Zufall. Hierin liegt ein wichtiger Schlüssel zum Verstehen von Krankheit und Heilung.
Üblicherweise betrachtet man Zeit als etwas, das in der Vergangenheit beginnt und sich in Richtung Zukunft bewegt. Die Ursache liegt in der Vergangenheit, die Wirkung in der Gegenwart; beziehungsweise das, was du heute tust, wird als Ursache dessen, was dir morgen zustößt, betrachtet. Jedoch ist es auch möglich, die Dinge vom anderen Ende aus zu betrachten. Anstatt die Ursache in der Vergangenheit zu sehen, sieh sie in der Zukunft! Die Ursache, die in der Zukunft liegt, ist der Zweck.
Was könnte nun der Zweck einer Krankheit sein? Dich umzubringen? Aber den Tod gibt es nicht. Es gibt nur Verwandlung, Entwicklung, Weiterentwicklung. Der Tod ist eine Phase in einer endlosen Verwandlung von Form zu Form, Erfahrung zu Erfahrung, Seinsweise zu Seinsweise. Natürlich ist es möglich, dass diese Krankheit die Form ist, die du für deinen Tod gewählt hast. Wenn du den Tod jedoch nicht als das Ende von allem, sondern als Phase in einer endlosen Entwicklung verstehst, so stellt sich die Frage erneut.
Was könnte also der Zweck deiner Krankheit sein?

- Das Gewohnte zu erschüttern, um Neues hervorzubringen.
- Dich aufmerksam zu machen auf Teile deiner selbst – Gedanken und Gefühle –, die du bisher übersehen oder verdrängt hattest.
- Zu erwirken, dass diese Teile deiner selbst nicht nur gesehen, sondern auch in dein Ich – den Teil deiner selbst, zu dem du »ich« sagst – aufgenommen werden. (Jeder Schmerz, den du im Körper erlebst, ist ein von dir nicht gesehener seelischer Schmerz; jede Starre, die deinen Körper befällt, Ausdruck einer inneren Starre und so fort.)
- Dir zu helfen, einen inneren Konflikt zu lösen. (Mit einer Entzündung trägt der Körper einen Konflikt für dich aus.)
- Dir eine neue Perspektive zu eröffnen.
- Dir zu helfen, Gedanken, Gewohnheiten, Fixierungen, Ängste aufzugeben, an denen du allzu lange festgehalten hattest. Dir Loslösung zu ermöglichen.
- Dich aus festgefahrenen Beziehungen zu lösen; dir zu ermöglichen, die Dinge mit Abstand zu betrachten; dich selbst zu finden.
- Dich in Kontakt mit dir selbst zu bringen.
- Dir Ruhe und ein Gefühl von Geborgenheit zu verschaffen.
- Dich vor Auseinandersetzungen zu schützen.
- Dich mit dem Tod zu konfrontieren, um dir der Kürze und Kostbarkeit des Lebens bewusst zu werden.
- Dir Gelegenheit zu geben, der Stimme deines Herzens zu lauschen.
- Dir zu helfen, aus einem Selbstbild, auf das du dich zu lange festgelegt hattest, aufzuwachen und ein neues Ich zu entdecken.

Welches könnte der Zweck deiner Krankheit sein? Meditiere darüber.

Fragen zum Hintergrund deiner Krankheit

Was hindert dich (zurzeit) daran, froh und glücklich zu sein? Meditiere über diese Frage. Sie könnte dich zur Heilung führen.
Die Heilung könnte darin bestehen, dass du dein Herz öffnest. Für den Teil von dir, der leidet; der Zuflucht sucht in der Krankheit; der sich überfordert fühlt; der nicht gesehen wird. Was hindert dich daran, froh und glücklich zu sein?
Weitere Fragen zur Prüfung:

- Was fehlt dir?
- Woran krankst du?
- Worunter leidest du?
- Was macht dich krank?
- Was streitet in dir?
- Wer möchtest du nicht sein?
- Was möchtest du nicht tun?

Und umgekehrt:

- Wonach sehnst du dich?
- Was würde dich heilen?
- Was würde dich glücklich machen?
- Was würdest du brauchen, um Frieden zu finden?
- Was möchtest du sein?
- Was möchtest du tun?

Stell dir erst die negativ formulierten Fragen und dann die positiv formulierten. Die beste Technik besteht darin, sich die Frage einfach zu stellen, ohne sie zu beantworten. Lass die Antwort von selbst aus deinem Innern aufsteigen.

Weitere Fragen zur Kontemplation

- Nimmst du dir Zeit für dich selbst? Oder musst du erst krank werden, um dir das zu erlauben?
- Erlaubst du dir, dich um deine eigenen Bedürfnisse zu kümmern (statt um die anderer)? Oder musst du erst krank werden, um das zu dürfen?
- Verschaffst du dir Respekt für deine eigenen Bedürfnisse? Oder musst du erst krank werden, um ihn von anderen verlangen zu können?
- Besitzt du selbst und verlangst du von anderen Respekt, Verständnis und Mitgefühl für deine Nöte? Oder musst du dazu erst krank werden?
- Hörst du auf die Signale deines Körpers? Oder musst du erst krank und noch kränker werden, bevor du damit beginnst?
- Hörst du auf die Signale deiner Seele? Oder musst du erst krank werden, um sie überhaupt zu bemerken?
- Bittest du andere um die Zuwendung und Aufmerksamkeit, die du dir von ihnen wünschst? Oder musst du erst krank werden, um das zu können?
- Gönnst du dir Ruhe? Oder musst du dazu erst krank werden?
- Schenkst du dir selbst Pflege und Zuwendung? Oder musst du dazu erst krank werden?

- Erlaubst du dir, kleinen Freuden zu frönen, die dir guttun? Oder musst du dazu erst krank werden?
- Erlaubst du dir gelegentlich, gleichgültig gegenüber anderen zu sein und dich um dich selbst zu kümmern? Oder muss erst eine Krankheit dich dazu zwingen?
- Erlaubst du dir, dich aus einem Kontakt zurückzuziehen, der dir unangenehm ist oder dich überfordert? Oder musst du dazu erst krank werden?
- Bemerkst du, dass du leidest? Oder muss erst eine Krankheit dich darauf aufmerksam machen?

Medizin

Definiere »Medizin«. Was bedeutet Medizin für dich? Welche Art von Medizin wünschst du dir für deine Erkrankung? Beispielsweise:

- Die Medizin soll meine Symptome zum Verschwinden bringen.
- Die Medizin soll mich gesund machen.
- Die Medizin soll meinen Organismus so stärken, dass er die Krankheit überwinden kann.
- Die Medizin soll meine Beschwerden lindern.
- Die Medizin soll das, was hinter meiner Krankheit an seelischer Problematik verborgen liegt, ins Bewusstsein bringen, so dass ich es verarbeiten und den Körper davon entlasten kann.

Welche Art von Medizin wünschst du dir? Beantworte diese Frage nicht leichtfertig und auch nicht einfach aus dem Ver-

stand heraus, sondern lass die Antwort aus deinem Innern auftauchen. Antworte ehrlich und einfach und aus dem Herzen heraus. »Ich wünsche mir eine Medizin, die mich gesund macht.« Oder: »Ich wünsche mir eine Medizin, die mich von dieser Krankheit befreit.«
Fühle diesen Wunsch – die Sehnsucht, die in ihm verborgen ist – und öffne dein Herz für ihn. Bitte dann den Himmel (dein höheres Selbst), dir diese Medizin zu bringen.
Bist du bereit, jedwede Medizin zu nehmen, die tatsächlich zur Erfüllung deines Wunsches führt? Antworte nicht leichtfertig, sondern prüfe dein Herz, ob du bereit bist für die wahre Medizin.
Medizin im üblichen Sinne wird vom Arzt verschrieben. Aber die wahre Medizin ist nicht das Medikament, und der wahre Heiler ist nicht der Arzt. Medizin ist das, was deine Seele benötigt, um jetzt, in dieser Phase deines Lebens, in deinem Körper froh und glücklich zu sein. Und der wahre Heiler ist das Leben selbst.

Was fehlt dir? Welches ist die Medizin, die dich auf der Stelle gesund machen würde?
Liebe?
Glück?
Frieden?
Eine Lösung für dein Problem?
Loslösung?
Eine neue Perspektive?
Hoffnung?
Aussicht?
Erfüllung?
Begeisterung?

Meditiere über diese Fragen. Beantworte sie nicht oberflächlich, sondern stell sie dir wieder und wieder, ohne sie zu beantworten. Lass die Antwort von selbst auftauchen.

Nimm an, die Medizin, die dich gesund macht, wäre nicht etwas, das dir von außen verabreicht wird, sondern etwas, das aus deinem eigenen Innern kommt. Nimm an, die richtige Medizin für deine Krankheit sei bereits in dir vorhanden, nur noch nicht entdeckt. Stell dir die Frage, die dich zur Entdeckung dieser Medizin führt. Welche Medizin muss aus meinem eigenen Innern auftauchen, um mich von dieser Erkrankung zu kurieren?

Du hast festgestellt, was dir fehlt; woran du krankst; was du brauchst, um froh und glücklich zu sein. Nun stelle fest, was du in deinem eigenen Innern mobilisieren musst, um aus den Irrtümern und Konflikten zu erwachen, die dich krank machen. Frag dich:

- Wie müsste ich sein, um mit dem Leben, wie es jetzt ist, besser fertig zu werden (glücklicher zu sein, leichter umgehen zu können, im Frieden zu sein ... finde deine eigenen Formulierungen).
- Wie müsste ich sein?
- Welche Eigenschaft müsste ich besitzen, die mir jetzt noch fehlt?

Meditiere darüber.
Wenn du eine Eigenschaft gefunden hast, frag dich:

- Warum bin ich nicht so?
- Was steht der Manifestation dieser Eigenschaft im Wege?
- Welche Angst hindert mich daran?

Meditiere darüber. Betrachte diese Angst und betrachte das, wovor du Angst hast. Öffne dein Herz dieser Angst und dem Gefühl, vor dem du Angst hast. Stell dir dann vor, du besäßest die erwünschte Eigenschaft bereits. Mal es dir aus. Mach dich damit vertraut, wie es sich anfühlt, so zu sein. Auf diese Weise bereitest du den Weg zur Manifestation einer weiteren Facette deiner Seele in deiner Persönlichkeit.

Du kannst die neue Eigenschaft nicht hervorbringen; du kannst sie nur entdecken, kannst Hindernisse aus dem Weg räumen und dich mit ihr vertraut machen. Auf diese Weise schaffst du den Raum, in den sie hineinwachsen kann. Wundere dich nicht, wenn das Leben dir sogleich Gelegenheiten präsentiert, bei denen du sie erproben kannst. Kreide es dir nicht an, wenn es nicht sofort gelingt; nimm dir vor, beim nächsten Mal deine Angst bewusster wahrzunehmen, und probiere es dann wieder.

Du kannst auch um die Eigenschaft beten (dein höheres Selbst bitten); aber wisse, dass du, wenn du um diese Qualität betest, zugleich um Gelegenheiten bittest, in denen du sie erproben kannst. Denn der einzige Weg, eine neue Eigenschaft in dir hervorzubringen, ist, dir einen Lebensumstand zu servieren, in dem du sie an den Tag legen musst!

Medizin kann eine Erkenntnis sein, die plötzlich alles in ein neues Licht taucht, die deine Perspektive verändert. Medizin kann ein neues Gefühl sein, das du in dir entdeckst – ein Gefühl, das dir vorher fehlte, nach dem du dich sehntest und das du hofftest, von den Umständen oder Menschen um dich her geliefert zu bekommen. Medizin kann Freude sein, die aus dem Innern auftaucht, ein Funken von Begeisterung oder Liebe. Medizin kann ein Gefühl von Frieden, Schutz oder Geborgenheit sein; Schönheit kann Medizin sein ...

Gehe davon aus, dass die Medizin, die dich kurieren kann, in deinem Innern bereits existiert. Lade sie ein, sich zu zeigen. Forsche nicht nach ihr, lade sie nur ein, sich zu zeigen, und mach dich bereit, sie wahrzunehmen, wenn sie sich zeigt!

Der Prozess der Selbstheilung

Phasen der Heilung

Jede Krankheit ist eine Heilung, und jede Heilung ist eine Selbstheilung. Ob du Medizin nimmst, dich vom Arzt oder Heilpraktiker behandeln lässt, dich operieren lässt oder was auch immer: Die eigentliche Heilung geschieht in dir selbst und durch dich selbst. Jedoch durch einen Teil deiner selbst, der dir im Allgemeinen nicht bewusst ist: dein inneres Selbst.

Jede Selbstheilung verläuft in Phasen. Diese Phasen sind im Prinzip immer gleich, jedoch ist es von Mensch zu Mensch und von Mal zu Mal unterschiedlich, wie lange jemand in einer Phase verbleibt. Dies sind die Phasen eines vollständigen Heilungsprozesses.

Die Erkrankung

Krank zu werden ist die erste Stufe der Selbstheilung. Mit der Erkrankung beginnt das System sich selbst zu heilen – beginnt einen Schritt, einen weiteren Schritt hin auf seine Ganzheit, seine Heilung zu tun.

Es geschieht aus heiterem Himmel, oder es schleicht sich

langsam ein, zunächst unmerklich, dann immer deutlicher: Du wirst krank. Manche Krankheiten erkennst du selbst; du fühlst dich nicht mehr wohl in deiner Haut; etwas schmerzt, juckt, brennt, du hast Fieber, schwitzt, erbrichst dich oder bekommst Flecken ... Und manche Krankheit wird dir erst vom Arzt mitgeteilt, du hattest sie gar nicht bemerkt: eine leichte Infektion vielleicht, eine Zyste, einen Tumor.

Das ist der Vordergrund, der für dich erkennbare Teil: die Erkrankung. Was aber geschieht im Hintergrund? Der Wind des Lebens rüttelt an den verschlossenen Türen deines Bewusstseins; die Grenzen, die du dir selbst gesteckt hattest, sind zu eng geworden. Du hast es bemerkt, aber du wolltest es nicht bemerken. Du warst bequem geworden – oder du hattest Angst. »Nein«, sagtest du zum Leben, »das, was du mir da vorschlägst, gefällt mir nicht. Es macht mir Angst. Ich ziehe vor, dass alles bleibt, wie es ist.«

Das Leben kennt keinen Stillstand. Leben befindet sich in ständiger Bewegung. Wenn Wasser zum Stillstand kommt, zum Tümpel wird, wird es zur Brutstätte vieler Lebewesen, zur fauligen Brühe, zum Sumpf. Es bleibt nicht die klare Wasserlache, die es anfangs war. Es entwickelt sich weiter. Alles befindet sich in ständiger Bewegung. Auch dein Wesen, deine Persönlichkeit, dein Leben.

In Bezug auf die Entwicklungsschritte, die du durchläufst, gibt es verschiedene Phasen: die Phase, in der du auf ein Ziel hinarbeitest, die Phase, in der du es erreicht hast, und die, in der du dein Bestreben darauf richtest, das Erreichte zu sichern. Auch dieses Sichern ist noch mit einem gewissen Aufwand verbunden – und mit einer Weiterentwicklung deiner selbst. Ebenso die nachfolgende Phase, in der du es dir im nun erfolgreich gesicherten Zustand gemütlich machst, ist noch Teil der Entwicklung, ist noch Wachstum, ist noch Weiterfließen. Nach einer solchen Zeit des Ausruhens tauchen jedoch irgendwann die ersten Impulse auf, etwas zu verändern, einen neuen Schritt zu tun, etwas hinzuzufügen oder aufzugeben; du ignorierst sie. Mit der Zeit werden die Impulse zur Veränderung stärker, tauchen häufiger auf, jedoch ignorierst du sie weiter.

Die Seele drängt nach Wachstum, sie stößt an eine Grenze; das ist der Moment, da der Körper sich einschaltet. Er bietet Hilfe an. Du fängst dir eine Krankheit ein, die dir zeigt, dass es etwas zu verändern gilt, und die dir auch zeigt, in welchem Bereich. Aber mehr noch, im Durchleben der körperlichen Erkrankung bietet sich dir die Chance, die geforderte Veränderung an dir selbst geschehen zu lassen, ohne aktiv etwas dazu beitragen zu müssen.

Der Widerstand

Man kämpft gegen die Erkrankung, möchte sie nicht haben, will sie so schnell wie möglich loswerden. Man meint, den Wachstumsschritt, der der eigentliche Hintergrund der Krankheit ist, vermeiden zu können. Man möchte bleiben, wie man war; man wiegt sich in der Illusion, Veränderung sei nicht nötig.

Der Fluss des Lebens treibt auf eine Stromschnelle zu. Dich packt die Angst. Du versuchst dich zu wehren, stemmst dich gegen den Strom, suchst nach einem Halt. Aber das Leben fließt weiter, unaufhaltsam, denn das ist die Natur des Lebens: ständige Veränderung. Eine Zeitlang treibt der Strom friedlich dahin, und du wiegst dich in der Illusion, etwas erreicht zu haben, das dir gehört und das für immer so bleibt, wie es war. Du hast nicht gemerkt, wie auch in dieser Zeit, in der du dich sicher angekommen wähntest, der Fluss des Lebens immer weiterströmte. Jetzt aber beginnt dir aufzufallen, dass du dich nicht auf festem Boden, sondern in einem Strom befindest und dass du keine Ahnung hast, wohin dieser Strom dich trägt. Du bekommst Angst. Panik. Du versuchst auszusteigen. Das ist der Widerstand. Wie schlägt sich diese Phase in körperlichen Symptomen nieder?

Hier beginnst du dich krank zu fühlen, möchtest das aber nicht wahrnehmen. Du wehrst dich dagegen. Du glaubst, der Krankheit entgehen zu können. Die Nase juckt, der Hals kratzt, aber du willst die Erkältung nicht – um nur ein harmloses Beispiel zu nennen.

Es ist gut, dass dieser Widerstand da ist; es ist nichts Falsches daran. Es macht dich wach, macht dich aufmerksam, dass etwas geschieht, und es lässt dich deine Kräfte und deine Möglichkeiten erproben. Kann ich den Feind (die Krankheitserreger beziehungsweise die Herausforderung zur Veränderung) besiegen? Oder irgendwie austricksen? Welche Möglichkeiten gibt es, um das Leid herumzukommen? Manche Menschen werden an diesem Punkt sehr kreativ, entwickeln ihren Verstand, ihre Intuition, ihr Wissen um Diagnosen und Therapien. Es ist keineswegs eine nutzlose Phase, die ein weiserer Mensch einfach übergehen würde: »Lass diesen Kelch an mir vorübergehen.« Jeder Mensch steht einmal an diesem Punkt – mindestens einmal in seinem Leben –, und sowohl die Angst vor der Veränderung und der Wunsch, am Alten festzuhalten, als auch der Schmerz, es loszulassen, müssen durchlebt und gewürdigt werden.

Aus einer anderen Perspektive betrachtet ist dieser Widerstand ein Abfallprodukt der Vervielfältigung des einen Lebens. Die eigentliche Realität ist das Leben selbst. Du bist das Leben. Das Leben manifestiert sich in vielfältiger Gestalt und erfährt sich nicht als »Leben an sich«, sondern als Person X oder Lebewesen Y.

Wenn du dein Selbstbild nun darauf beschränkst, Person X zu sein, empfindest du den Strom des Lebens als etwas, das unabhängig oder jenseits von dir existiert. Du erlebst dich als Nutznießer oder als Opfer des Lebens. Du begrüßt die Momente, in denen das Leben dir etwas beschert, das du als angenehme Bereicherung betrachtest, ohne dass es an deine grundlegende Identifikation rührt – etwas, das dich nicht zwingt, dich zu erweitern. Aber die Momente, da das Leben dir etwas beschert, das du als Bedrohung betrachtest, verfluchst oder fürchtest du.

Doch du kannst die Perspektive wechseln. Sieh dich nicht als Person, sondern als personifiziertes Leben; das Leben selbst personifiziert sich in dir, erfährt sich in dir. Du selbst bist dieser unendliche Strom, gegen den du bisweilen kämpfst; du bist es selbst. Du leidest an der Begrenzung, die du dir durch deine Person zugelegt hast, an der Einengung in einem zu kleinen Selbstbild; du selbst bist es, der danach trachtet, aus diesen engen Grenzen herauszukommen und seine Freiheit wiederzuentdecken. Nimm jeden Gegner, jeden Feind, jeden unangenehmen Vorfall als Freund: als Entwicklungshelfer, als Chance, eine Grenze, die dich selbst einengt, zu überwinden. Indem du die Herausforderung bewusst annimmst, nimm zugleich deine Angst, deinen Schmerz, deinen Widerstand wahr, und zwar mit der Achtung und dem Mitgefühl, die diese Gefühle verdienen.

Möglicherweise ersparst du dir auf diese Weise eine körperliche Erkrankung. Wenn sie dich dennoch ereilen sollte, sieh auch sie als Helfer, als Freund, als etwas, das dir Arbeit abnimmt und dich über deine engen und ängstlich gehüteten Grenzen hinweg trägt, wenn du dich ihr – und all den Gefühls- und Erkenntnisprozessen, die sie in dir auslöst – hingibst.

Die Beschleunigung

Ist die Phase des Widerstandes durchlebt worden, so tritt eine Kraft auf, die beschleunigend wirkt – die danach strebt, den anstehenden Entwicklungsschritt zu fördern. Diese Kraft könnte man »Beschleunigung« nennen. Was die Krankheitssymptome anbelangt, so verstärken sie sich möglicherweise in dieser Phase – wenn der oder die Betreffende nicht mit großer Bewusstheit am Selbstheilungsprozess mitarbeitet.

Nun wird die Krankheit massiv und zwingt dich, die Waffen zu strecken. Dir wird klar, dass du sie nicht bezwingen kannst; möglicherweise fürchtest du nun, dass sie dich bezwingt. In dieser Phase erwirkt die Krankheit in deinem Körper eine starke Veränderung, die nun auch, ob du es willst oder nicht, dein Gemüt erfasst. Das Fieber, der Schmerz, das Jucken und Brennen oder die sonstigen Symptome werden so stark, dass du nicht anders kannst, als sie zu durchleben; es gibt kein Entrinnen. Du musst, ob du willst oder nicht, dich einem Vorgang unterwerfen, der etwas in dir verändert. Du fühlst dich anders. Dein Denken verlangsamt und wandelt sich. Du träumst anders. Du wirst ein anderer, eine andere. Noch kannst du dir einbilden, dass diese Veränderung nur eine momentane ist; dass du dich nur eben vorübergehend, bedingt durch die Erkrankung, in einem seltsamen Zustand befindest. Du wünschst dir – wie deine Lieben es dir vielleicht auch wünschen –, danach wieder ganz der oder die Alte zu sein. Aber je stärker die Kräfte der Krankheit deinen Gemütszustand verwandeln, desto deutlicher wird dir, dass mit dieser Verwandlung etwas gewonnen ist; etwas Neues entsteht, das du dir nicht mehr nehmen lassen möchtest. In einem Bereich deines inneren Wesens bist du weicher geworden, weiter geworden, weiser geworden, hast neue Facetten an dir entdeckt.

Die Krise

Dies ist der Punkt, an dem die Krankheit ihren Gipfel erreicht und alles auf eine Entscheidung zustrebt. Schreite ich voran oder zögere ich noch? Oder weigere ich mich, den anstehenden Schritt zu tun? Wage ich mich auf unbekanntes Territorium oder nicht? Hier erreicht die Angst vor dem Neuen, Unbekannten ihren Höhepunkt, und zugleich wirkt die beschleunigende Kraft am stärksten. In dieser Phase wird der Leidensdruck oft so groß, dass der Patient fast nicht anders kann, als eine Entscheidung zu treffen, die Wachstum zulässt.

Nun erreicht dein Kampf seinen Höhepunkt. Die Kräfte der Beschleunigung erreichen ihre maximale Wirkkraft, ohne dass du sie aufhalten kannst, und die Kräfte des Widerstands bäumen sich ein letztes Mal in dir auf. Hier tritt deine Angst vor der Veränderung – vordergründig erscheint sie als die Angst, der Krankheit zu erliegen – noch einmal deutlich ins Bewusstsein, wie eine Prüfung: Bin ich bereit, mich dem Neuen hinzugeben? Oder lasse ich mich von der Angst zurückhalten?

Die Krise ist der Beginn deiner tatsächlichen Verwandlung.

Durchlebst du diese Krise ehrlich, so kannst du gar nicht anders, als verwandelt, erneuert, bereichert und erweitert daraus hervorzugehen.

Die Entspannung

Die Entscheidung ist getroffen, der Widerstand lässt nach, die Kräfte des Lebens können die Erweiterung oder Erneuerung in Gang setzen, die ansteht und gegen die man sich gewehrt hatte. Nun ist man matt, zu matt, um noch gegen irgendetwas zu kämpfen; alles, wozu man in der Lage ist, ist Zulassen. Nun geschieht Wachstum, Erweiterung, Erneuerung, ohne dass man aktiv etwas dazu beitragen muss.

Der Kampf ist gekämpft, die Arbeit ist getan, die Wandlung nimmt ihren Lauf. Du bist erschöpft, leer, gezeichnet vom Kampf, bereit für das Neue. Das andere Ufer ist in Sicht: die Heilung. Noch bist du zu matt, um zuversichtlich zu sein; du bist am Boden, bereit, dich davontragen zu lassen, ob in Richtung Leben oder in Richtung Tod.

In dieser völligen Entspannung lässt du es zu, verwandelt zu werden, und es ist dir gleichgültig, in was oder wozu. Du bemühst dich nicht mehr um Heilung; du hältst nicht mehr an der Idee fest, wieder zu sein wie zuvor; du kämpfst nicht mehr um Verstehen; du kannst nicht anders, als zu sein und dich dem, was geschieht, zu überlassen.

Ein Teil von dir genießt diese völlige Hingabe; ein anderer beginnt die Genesung mit einer gewissen Ungeduld zu erwarten.

Die Erneuerung

Neue Kraft taucht auf, neue Perspektiven kommen ins Blickfeld, die Energie wendet sich wieder nach außen. Man beginnt sich dem Leben wieder zuzuwenden und stellt fest, dass man es mit neuen Augen betrachtet.

Langsam weicht die Mattigkeit, und die Kräfte, die dich ans andere Ufer ziehen, werden stärker spürbar; der Wunsch taucht auf, ins aktive Leben zurückzukehren, und wird jeden Tag ein wenig stärker. Wenn du dich deiner Krankheit vollständig hingegeben hast, wirst du nun mit neuen Perspektiven auf dein Leben schauen; wirst feststellen, dass du zu den Deinen eine veränderte Beziehung hast, ebenso wie zu deiner Arbeit und deinen sonstigen Lebensumständen. Je stärker die Lebensenergie wieder spürbar wird und je mehr die Mattigkeit weicht, desto mehr drängt es dich, die neuen Perspektiven anzuwenden. Du schmiedest Pläne, fasst Vorsätze, entwirfst eine neue Realität.

Die Realisation

Wieder genesen, vom Krankenlager auferstanden, macht man sich daran, die neuen Sicht- und Fühlweisen in die Tat umzusetzen.

Kehrst du nun ins aktive Leben zurück, so liegt die Krankheit hinter dir wie ein geheimes Reich der Intimität mit dir selbst, das, während du sie durchlittest, dir nur furchtbar erschien, jetzt jedoch eine gewisse Kostbarkeit in deinem Bewusstsein erlangt hat. Dir ist klar, dass die Krankheit eine Phase der Heilung, der inneren Wandlung war, ein Rückzug von der Welt, in dem du dich ganz dir selbst widmen konntest. Der

kostbare Schatz, den du aus diesem Rückzug mitgebracht hast, ist dein neues Ich. Dein Leben, das dir einst selbstverständlich und gewohnt vorkam, scheint nun Neuland zu sein; nichts ist mehr gewohnt, nichts mehr selbstverständlich, alles muss neu erprobt und kennengelernt werden, denn du bist ein anderer, eine andere geworden.
Wie reagiert deine Welt auf deine Verwandlung? Begrüßt sie sie freudig oder nimmt sie sie dir übel? Ganz gleich, wie die Welt reagiert: Hüte und schütze dein neues Ich, halte es heilig. Sei diplomatisch, wenn nötig, im Umgang mit den Menschen, die dich seit langem kennen und deine Wandlung nicht schätzen. Achte ihre Angst, brüskiere sie nicht; aber achte und ehre dein neues Ich im Stillen und erlaube ihm zu wachsen.

Diese Phasen der Selbstheilung schildern den Verlauf einer akuten und tatsächlich durchlebten (also nicht durch Medikamente unterdrückten) Erkrankung. (Nicht jede Krankheit verläuft so dramatisch, dass diese Phasen klar erkennbar sind.) Wie sieht es jedoch mit chronischen Erkrankungen aus? Chronisch wird eine Erkrankung, wenn eine bestimmte Phase sich besonders lange hinzieht, weil in ebendieser Phase ein Teil des Systems sich weigert, loszulassen und sich in die nächste Phase tragen zu lassen. Diese Weigerung geht meistens mit einer Unterdrückung des Symptoms einher, aber keineswegs immer. Auch eine Erkrankung, die nicht medikamentös unterdrückt wird, kann chronisch werden, sprich länger dauern. Am Anfang gab es immer ein akutes Geschehen; dieses ist jedoch nicht vollständig durchlebt worden.
Der Prozess kann in jeder Phase unterbrochen werden, dann nämlich, wenn die Angst vor Veränderung so groß wird,

dass man es vorzieht, in der betreffenden Phase zu verharren. Dann kann es zur Chronifizierung des Symptoms kommen.

Aber auch die chronische Erkrankung sollte nicht als etwas Falsches, Fehlerhaftes betrachtet werden; es ist derselbe Versuch des Systems, sich zu erweitern – wie beim akuten Verlauf, nur dass die Erweiterung eben langsamer geschieht. Denk niemals, »chronisch« sei gleichbedeutend mit »für immer«; lass es dir auch von niemandem, wie fachkundig er auch erscheinen mag, einreden. Nichts ist für immer. Die Kräfte der Wandlung sind immer am Werk und suchen einen Weg; was es ihnen schwermachen kann, ist die Vorstellung, deine Symptome seien für immer unveränderbar. Leidest du an einer chronischen Erkrankung, so ist dies der wichtigste Schritt zur Heilung: zu erkennen, dass du dich stets in einem Wandlungsprozess befindest; dass Leben sich ständig weiterentwickelt; auch in dir. »Chronisch« bedeutet nicht »für immer«, sondern »etwas länger während«.

Ganz gleich, an welchem chronischen Symptom du leidest, und ganz gleich, wie lange es dich schon quält: Du kannst jederzeit erwachen und dein Symptom bewusst und aufmerksam durchleben, anstatt es einfach nur fortzuwünschen, zu verfluchen oder resignierend zu akzeptieren. In dem Augenblick, da du dich entscheidest, es bewusst zu durchleben, endet die Stagnation, und der Heilungsprozess, der an einem bestimmten Punkt stehengeblieben war, schreitet fort.

Zwölf Stufen der Selbstheilung

Die Selbstheilung in Gang setzen

Der folgende 12-Stufen-Prozess zur Selbstheilung lässt sich zu jeder Zeit in Gang setzen, ganz gleich, ob es sich um eine akute oder chronische Krankheit handelt und in welcher Phase sie sich befindet.

Wenn die Texte des ersten Teils Anregungen zur Kontemplation enthielten, so ist der nun folgende Teil des Buches eher eine Arbeitsanleitung für diejenigen, die sich nicht allein damit begnügen, unbewusste Kräfte wirken zu lassen, sondern die aktiv zu ihrer Heilung beitragen und möglichst viel von Zweck und Hintergrund der Krankheit verstehen möchten.

Die folgenden Empfehlungen sollen übrigens in keiner Phase den Gang zum Arzt oder Heilpraktiker und den Einsatz von geeigneten Therapien oder Medikamenten ersetzen. Manche Therapien sind durchaus in der Lage, die Bewusstseinsprozesse, die zur Selbstheilung beitragen, zu unterstützen (siehe hierzu auch »Die wichtigsten Grundgedanken über Krankheit und Heilung«).

Bevor Sie jedoch in die aktive Arbeit am 12-Stufen-Prozess eintreten, empfehle ich Ihnen, die Texte aus den vorangegangenen Kapiteln des Buches zu studieren und innerlich den dort empfohlenen Perspektivenwechsel nachzuvollziehen.

ERSTER SCHRITT
Einen Beschluss fassen

Jede neue Entwicklung beginnt mit einer Entscheidung. Ein Großteil deines Lebens ist von Entscheidungen beeinflusst, die du früher einmal getroffen hast, ohne dir dessen wirklich bewusst zu sein.

Du kannst aber auch bewusst einen Entschluss fassen, der dein Leben verändert. *In welcher Phase deiner Krankheit du dich auch befindest, ob im Vorfeld – wenn sie sich erst anbahnt und du gern noch ihren Ausbruch verhindern möchtest –, auf dem Höhepunkt der Krise oder im chronischen Stadium: Du kannst jederzeit beschließen, jetzt bewusst den ersten Schritt zu deiner Heilung zu tun.*

Wie könnte ein solcher Beschluss aussehen? Beispielsweise könntest du dich entscheiden, dich ab jetzt dem Krankheitsgeschehen bewusst und aufmerksam zu widmen und die Wandlungskräfte, die in ihm am Werk sind, zu unterstützen. Oder du könntest beschließen, deiner Krankheit auf den Grund zu gehen. Erinnere dich: Nichts an deiner Krankheit ist dir fremd; nichts an deinem Körper ist dir fremd: Dein Symptom ist nicht dein Feind. All dies ist Teil von dir.

Du kannst dich entscheiden, den Teil deiner selbst, der sich in der Erkrankung manifestiert, kennenzulernen und herauszufinden, was er von dir braucht.

Du könntest auch einen Beschluss fassen, der ungefähr so lautet: Ab heute möchte ich meinen Heilungsprozess bewusst unterstützen. Ich lasse mich dabei von meiner Intuition inspirieren und von meinem Instinkt leiten.

Vielleicht inspirieren dich diese Vorschläge, deinen eigenen Beschluss zu fassen und ihn in deiner eigenen Weise zu formulieren. Sobald du deine Entscheidung getroffen hast, wirst du spüren, dass dir neue Kraft zufließt und dass neue Hoffnung auftaucht. Erinnere dich von nun an jeden Tag an deinen Beschluss und bleib ihm treu.

ZWEITER SCHRITT
Die Sehnsucht nach Heilung aktivieren

In dir gibt es eine schöpferische Kraft, die alles bewirken kann, was du dir wünschst. Diese Kraft heißt Sehnsucht. Sehnsucht ist die eigentliche schöpferische Kraft im Universum. Sie wohnt in deinem Herzen. Möglicherweise kennst du ihre Macht nicht; möglicherweise hast du sie völlig aus deinem Bewusstsein verdrängt.

Wenn du krank bist, existiert mit Sicherheit in dir auch eine Sehnsucht nach Heilung, Wiederherstellung oder Gesundheit. *Du kannst die schöpferische Macht deiner Sehnsucht nach Heilung aktivieren.*

Mach dir diese Sehnsucht als Erstes bewusst und formuliere sie. Wie genau nennst du diese Sehnsucht? Sehnst du dich nach Heilung? Nach Genesung? Nach Gesundheit? Wohlbefinden? Drück diese Sehnsucht in Worten aus, die ihren Kern treffen und dein Herz berühren.

Sobald du sie in Worte gefasst hast, erlaube dieser Sehnsucht, in dir aufzusteigen, so dass du sie nicht nur gedanklich erkennst, sondern sie auch fühlen kannst. Wie fühlt es sich an, diese Sehnsucht zu haben? Gib diesem Gefühl Raum in dir, erlaube ihm, sich in deinem Bewusstsein auszubreiten.

Öffne dein Herz für diese Sehnsucht, ganz gleich, was dein Verstand dazu sagt. Dein Herz zu öffnen bedeutet zu prüfen, was sie von deinem Herzen braucht (und was du ihr bislang versagt hast): Anerkennung? Erlaubnis? Achtung? Raum? Oder »für möglich gehalten zu werden« (das heißt, dass ihre Erfüllung für möglich gehalten wird? Prüfe nicht mit dem Verstand, ob es möglich ist, sondern prüfe mit dem Herzen, ob »für möglich halten« das ist, was diese Sehnsucht braucht).

Vielleicht fühlst du, wie genau in dem Augenblick, da du dein Herz mit dem richtigen Schlüssel für diese Sehnsucht geöffnet hast, die Gewissheit deiner Heilung in dir aufgetaucht ist.[3]

Heilung im Sinne von Wiederherstellung allein ist vielleicht nicht alles, worum es geht. Wozu hätte denn die ganze Erkrankung gedient, wenn nichts weiter dabei herauskommt, als dass du am Ende wieder genauso bist wie zuvor?

Die Krankheit bietet dir die Chance, dich zu erneuern. Hier gibt es vielleicht noch eine zweite Sehnsucht zu entdecken: Träume dich in ein neues, erweitertes, verbessertes Ich hinein, eines, das dich begeistert – das Ich, das du gern wärst, in dem du dich wohler fühlen würdest, als du dich zuvor fühltest, ein Ich, als das du wirklich gern leben würdest und vielleicht auch leichter mit deinen Problemen umgehen könntest, als es dir bisher möglich war.

Merkst du, dass es auch eine Sehnsucht nach dieser Erneue-

---

[3] *Näheres zu diesem Thema in »Befreie deine Sehnsucht« (München 2005).*

rung in dir gibt? Kannst du auch diese Sehnsucht fühlen? Und ihr dein Herz öffnen?

Damit hast du eine mächtige Kraft in Gang gesetzt, die dich in die Verwirklichung deiner Vision hineinträgt. Betrachte alle Symptome und Phasen deiner Krankheit als Wegbereiter für das neue Ich. Durchlebe sie bewusst, um die Ängste, Widerstände und Schmerzen kennenzulernen, die die Verwirklichung deiner Vision verzögern oder behindern. All dies sind Teile von dir! Erforsche sie mit Interesse und öffne ihnen dein Herz.

DRITTER SCHRITT
Dich um deine Angst kümmern

Jede Erkrankung ist mit einer Angst verbunden; ob du diese bewusst anerkennst oder nicht. Die Angst vor Verschlimmerung, die Angst davor, niemals geheilt zu werden, die Angst vor großem Schmerz oder die Angst vor dem Tod ... Eine Angst dieser Art ist in jeder Krankheit verborgen, selbst in einer simplen Erkältung. Vielleicht hast du niemals erlebt, dass mit einer Erkältung Schlimmeres verbunden war, als ein paar Tage das Bett hüten zu müssen. Aber die Menschheit hat Schlimmeres erlebt. Ganze Volksstämme sind durch Erkältungen ausgerottet worden; irgendwo in der unpersönlichen Tiefe deines Gedächtnisses gibt es die Erinnerung daran, und mit dieser Erinnerung ist eine Angst verbunden. Diese Angst beherrscht dich unbewusst und kann deine Heilung erschweren. *Du kannst diese Angst von einer hinderlichen in eine fördernde Kraft verwandeln, indem du dein Herz für sie öffnest.*

Um dies tun zu können, musst du sie erst einmal kennenlernen. Stell dir das Schlimmste vor, das passieren kann. Beobachte, wie die Angst auftaucht, in welchen Gedanken und Bildern sie sich ausdrückt, wo sie im Körper sitzt und wie sie sich anfühlt. Betrachte das Gefühl der Angst, wie du etwas betrachten würdest, das dich persönlich nichts angeht. Wie fühlt es sich an, diese Angst zu haben?

Öffne dieser Angst dein Herz, indem du prüfst, was sie von dir braucht (und was du ihr bisher versagt hast): Beachtung oder Achtung, Verständnis oder Mitgefühl, Erlaubnis oder Erbarmen. Wenn du den richtigen Herzensschlüssel gefunden hast – das, was deine Angst wirklich von dir braucht –, wirst du Erleichterung verspüren. Ein Teil deiner selbst, den du aus deinem Herzen verbannt hast, ist heimgekehrt, gehört nun wieder zu dir, und seine Kraft steht dir zur Verfügung. Nimm deine Angst bewusst mit in deinen Heilungsprozess, anstatt sie zu unterdrücken. Wenn sie sehr groß ist, musst du vielleicht prüfen, ob du ihr ein Versprechen geben musst, bevor du dich daranmachst, dich mit den schwierigen, schmerzvollen, gefürchteten Aspekten deiner Krankheit zu konfrontieren.

Beispielsweise: »Wenn es zu schlimm wird, werde ich um Hilfe bitten oder zu diesem oder jenem Hilfsmittel greifen.« Oder bete – bitte dein innerstes Selbst – um Schutz, um Hilfe, um Anleitung oder was immer du brauchst.

VIERTER SCHRITT
Der Krankheit Raum geben

Der Heilungsprozess, der »Krankheit« genannt wird, kann manchmal auch im Hintergrund ablaufen, während du weiter deinen üblichen Beschäftigungen nachgehst. Wenn du diesen Prozess jedoch bewusst unterstützen, ihm Hindernisse aus dem Weg räumen, ihn beschleunigen und mit deinem Bewusstsein daran Anteil nehmen möchtest, musst du deiner Krankheit Raum geben. Ziehe dich von deinen üblichen Pflichten und Beschäftigungen zurück und widme dem bewussten Durchleben deines körperlichen Zustandes Zeit und Aufmerksamkeit. *Indem du deiner Krankheit Raum gibst, gibst du dir selbst Raum.*

Dabei wirst du erleben, dass nach und nach Gefühle in dein Bewusstsein treten, sozusagen aus dem körperlichen Hintergrund hervor, die dir bisher nicht oder wenig bekannt waren; Aspekte seelischen Leidens, die du nicht bemerkt hattest, die in den Beschäftigungen des Alltags untergegangen oder aus Angst nicht wahrgenommen worden waren.

Welche Gefühle auch immer jetzt an die Oberfläche gelangen: Gib ihnen Raum. Unterlasse jeden Versuch, sie verändern oder verdrängen zu wollen. Betrachte sie einfach, indem du sie bewusst durchlebst. Es sind Gefühle, keine Tatsachen; es ist nicht nötig, sie zu verändern, zu unterdrücken, zu verbessern oder zu heilen; alles, was Gefühle brauchen, ist, als Gefühle erkannt und gefühlt zu werden.

FÜNFTER SCHRITT
Innehalten und betrachten

Du hast einen Beschluss gefasst, mit dem du dich aktiv in den Strom des Geschehens eingeschaltet hast; du hast die schöpferische Kraft befreit, die in dir wirkt; du hast dich um die Ängste gekümmert, die mit deiner Erkrankung verbunden sind; du hast dir Freiraum verschafft. Nun kannst du dich daranmachen, den Hintergrund deiner Beschwerden, deiner Schmerzen, deines Unbehagens kennenzulernen.

Zu Beginn ruf dir in Erinnerung (oder lies in Teil I noch einmal nach), dass dein Körper mitsamt all seinen Zuständen und Symptomen zu dir gehört. Du bist es, der deinen Körper belebt und beseelt. Ob es brennt oder juckt, zieht oder sticht, ob es sich taub anfühlt oder entzündet: Das alles sind nicht die Empfindungen deines Körpers, sondern es sind deine eigenen Gefühle. Es brennt, juckt, zieht, sticht in deinem Körper; jedoch sobald du diesen körperlichen Zustand bewusst erlebst, statt ihn zu verdrängen, entdeckst du, dass es sich im Kern um ein seelisches Geschehen handelt.

Was brennt in dir – die Scham oder die Empörung, der Schmerz oder die Begeisterung? In welchem Bereich deines inneren und äußeren Lebens hat sich ein Konflikt entzündet? Welcher Teil deiner selbst kämpft gegen welchen anderen?

Jeder körperliche Zustand ist zugleich ein innerer, ein seelischer Zustand. Du bist hineingewoben in diesen Körper, und es sind deine eigenen Zustände, die sich in ihm verkörpern. Sobald du dies begriffen hast, fürchtest du sie nicht mehr. Du kannst dir sagen: »Das bin ich – ein Teil von mir, den ich noch nicht kenne; der offenbar nach meiner Aufmerksamkeit schreit; und diese will ich ihm jetzt geben.«

Betrachte den Zustand, in den die Krankheit dich wirft, als deinen eigenen, und lerne ihn kennen. Anstatt ihn nur passiv zu erleiden, erleb ihn ganz bewusst mit dem Interesse und der Aufmerksamkeit eines Forschers (oder Selbsterforschers). Nicht immer gelingt es, in einem körperlichen Zustand den seelischen sogleich erkennen und benennen zu können (etwa indem du merkst, dass sich in deinem geschwollenen Hals deine Verzweiflung, in deinen angespannten Schultern deine Angst und in deinem schmerzenden Bauch dein Groll verbirgt). Doch indem du deinen körperlichen Zustand bewusst durchlebst, durchlebst du ihn auch seelisch, und damit hast du den wichtigsten Schritt zu deiner Heilung getan.

Der seelische Zustand, der sich im körperlichen ausdrückt und verbirgt, will nichts als dies: durchlebt, erkannt und als dein eigener Zustand anerkannt werden. Ihn zu interpretieren und mit dem Namen eines Gefühls benennen zu können, hilft dir, dich selbst besser zu verstehen und dein Herz für deine Gefühle zu öffnen, ist aber zur Heilung nicht unbedingt nötig. Nötig ist nur das bewusste Erleben. Den Rest besorgt die Krankheit, sprich der Heilungsprozess, der sich »Krankheit« nennt.

Falls es dir jedoch gelingt, im körperlichen den seelischen Zustand, sprich das Gefühl zu erkennen und zu benennen, kann der Heilungsprozess auch in deinem Wachbewusstsein erfolgen, und dies kann dir helfen, dich schneller von den Krankheitssymptomen zu befreien. Gelingt es dir, in den körperlichen Empfindungen, aus denen deine Erkrankung sich zusammensetzt, deine eigenen, dir bisher nicht bewussten Gefühle zu entdecken, so lerne diese Gefühle kennen, indem du sie aufmerksam fühlst, während du deinen Atem spürst. Öffne ihnen dein Herz, indem du prüfst, was sie von dir brauchen (und du ihnen bisher versagt hast): Wahrgenommen zu werden oder Anerkennung, Erlaubnis, Achtung oder Verständnis, Mitgefühl oder Erbarmen. Mit jedem Gefühl, das du auf diese Weise in deinem Körper entdeckst und mit dem richtigen Schlüssel (den du an der Erleichterung oder Erschütterung, mit der der leidende Teil auf das Schlüsselwort reagiert, erkennst) in dein Herz zurückholst, befreist du deinen Körper von der Bürde eines in ihm »festgefrorenen« Gefühls.

SECHSTER SCHRITT
Der Erkrankung auf den Grund gehen

Auf dem Grunde deiner Krankheit befindet sich eine Angst. Diese Angst hindert dich daran, dich dem Leben, wie es jetzt ist, vollständig zu öffnen. Es ist eine Angst, die dich zurückhält – mit der du etwas von dir zurückhältst. An dieser Angst ist nichts Falsches und nichts Unwürdiges; sie ist Teil deines Wachstums. Falsch wäre nur, sich weiterhin und womöglich für immer von dieser Angst lähmen zu lassen. *Du kannst dich von der Herrschaft dieser Angst und deinen Körper von ihrer Spannung befreien, indem du ihr dein Herz öffnest.*
Du findest diese Angst, indem du in deine körperlichen Empfindungen hineinspürst und nach und nach die Gefühle entdeckst, die sich in ihnen ausdrücken. In diesen Gefühlen ist immer eine Angst verborgen. Wenn dir das Aufspüren dieser Angst auf diesem Wege schwerfällt, kannst du sie auch finden, indem du dein Inneres befragst. Welches ist deine größte Angst in dem Lebensbereich, auf den das körperliche Symptom dich hinweist?

Und wenn es dir schwerfällt festzustellen, auf welchen Lebensbereich dein Symptom sich bezieht: Welches ist die größte Angst, die in letzter Zeit – oder in der Zeit vor der Erkrankung –, vielleicht ausgelöst durch bestimmte Ereignisse oder Personen, am Rande deines Bewusstseins aufgetaucht ist? Beantworte diese Frage nicht, sondern stell sie dir einfach. Die Antwort wird irgendwann als Erkenntnis in deinem Innern auftauchen.

Wenn du erkannt hast, um welche Angst es sich handelt, lerne diese Angst kennen. Spüre deinen Atem und erlebe sie bewusst. Wo sitzt sie im Körper? Wie fühlt es sich an, diese Angst zu haben? Was braucht diese Angst von deinem Herzen? Vielleicht Verständnis? Achtung? Erbarmen oder Mitgefühl? Will sie einfach wahrgenommen, anerkannt werden oder da sein dürfen?

Nachdem du auf diese Weise dein Herz für diese Angst geöffnet hast, kannst du noch einen Schritt weiter gehen und das Gefühl kennenlernen, auf das sie sich bezieht. Hast du beispielsweise in einem deiner Symptome eine Angst vor Auseinandersetzung entdeckt, so stell dir die gefürchtete Auseinandersetzung vor. Beobachte, welches Gefühl dabei auftaucht. Was ist für dich schlimm an Auseinandersetzung? Welches ist das schlimme Gefühl, vor dem du Angst hast? Denn was dich schreckt, ist nicht eine Tatsache, sondern das Gefühl, das sie in dir auslöst.

Welches ist das Gefühl, vor dem du dich so sehr fürchtest? Lerne es kennen. Spüre deinen Atem und erlebe es bewusst. Öffne dein Herz auch für dieses Gefühl.

Dies sind Beispiele für eine Art der Betrachtung, die dir helfen kann, deiner Erkrankung auf den Grund zu gehen.

SIEBTER SCHRITT
Den Schmerz fühlen, der sich hinter der Krankheit verbirgt

Hinter jedem traurigen, wütenden oder ängstlichen Gefühl verbirgt sich ein seelischer Schmerz. Solch ein Schmerz kann beispielsweise das Gefühl des Alleinseins oder der Trennung sein, das Gefühl, wertlos, abgelehnt oder verurteilt zu sein, betrogen oder gedemütigt, klein oder hilflos, schlecht oder hässlich, ausgeliefert oder gebrandmarkt. Wenn der Moment kommt, da du diesem Schmerz gegenüberstehst – dem schlimmen Gefühl, vor dem du dich die ganze Zeit gefürchtet hattest –, mach dir bewusst, dass auch dieser Schmerz, so überwältigend und unerträglich er dir erscheinen mag, nichts weiter ist als ein Gefühl; und zwar eines, das von Gedanken erzeugt wurde und aufrechterhalten wird, welche der Vergangenheit angehören.

Diese Gedanken sind nur Gedanken. Sie sind nicht die Realität. Sie sind die Art, wie du irgendwann beschlossen hast, über dich zu denken. Jetzt ist die Zeit gekommen, da du aus diesen Irrtümern erwachen und diese Gedanken als das erkennen kannst, was sie sind: Gedanken. Real ist nur der Schmerz, den sie dir bereiten; dieser Schmerz ist dein wirkliches Gefühl. Was er braucht, ist nichts weiter, als von dir gefühlt zu werden. *Sobald du deinen Schmerz als Gefühl erkannt und bewusst gefühlt hast, erwachst du aus dem Gedanken, auf dem er beruht, und erkennst, dass es sich um einen Irrtum handelt.* Bist du bereit? Dann öffne dein Herz deinem Schmerz, so weit du kannst. Und erlebe, wie hinter ihm, vielleicht zaghaft, vielleicht mit erschütternder Gewalt, eine lange vergrabene Sehnsucht hervortritt.

ACHTER SCHRITT
Der tieferen Sehnsucht zum Durchbruch verhelfen

Solange du deinen Schmerz nicht bewusst als Gefühl erlebt hast, leidest du noch unter dem Gedanken, der ihn erzeugt – zum Beispiel dem Gedanken, wertlos zu sein –, und sehnst dich natürlich nach dem Gegenteil (nämlich der Wertschätzung). Diese Sehnsucht wirst du wahrscheinlich zugleich mit deinem Schmerz entdecken. Öffne ihr dein Herz, indem du dir erlaubst, sie zu fühlen, und prüfst, was sie von dir braucht und du ihr bisher versagt hast.

Wenn du diesen Schmerz jedoch einmal durchlebt und dich von der Idee befreit hast, der ihm zugrunde liegende Gedanke (in unserem Beispiel die Wertlosigkeit) sei eine Tatsache, so brauchst du dich nicht mehr nach dem Gegenteil zu sehnen (denn du hast erkannt, dass das Schlimme ja gar keine Tatsache, sondern nur ein Gefühl war). An diesem Punkt kann eine tiefere Sehnsucht auftauchen, die sich auf dasselbe Thema bezieht. In unserem Beispiel könnte diese Sehnsucht sich darauf beziehen, einfach so zu sein, so gesehen und so angenommen zu werden, wie du bist, unabhängig von Wert oder Unwert.

Diese tieferliegende Sehnsucht ist von großer Bedeutung, denn sie verhilft dir zur Entdeckung des Geschenks, das deine Erkrankung dir beschert; einer neuen Seinsqualität, einer neuen Facette deiner selbst.

NEUNTER SCHRITT
Den verborgenen Schatz finden

In diesem Schritt geht es darum, diese neue Seinsqualität – die Qualität, auf die diese tiefere Sehnsucht sich bezieht –, in dir zu entdecken. Fasse als Erstes deine Sehnsucht in Worte.

- Wie drückt sie sich aus?
- Welches ist ihr Objekt, ihr Ziel?
- Worauf bezieht sie sich? (In unserem Beispiel könnte das so lauten: Ich möchte so sein – oder so angenommen werden –, wie ich bin, egal, ob man mich ob meiner Eigenschaften wertschätzt oder nicht.)

Öffne dein Herz für diese Sehnsucht, indem du den richtigen Schlüssel findest, wie bereits geschildert.
Als Nächstes male dir das Ziel deiner Sehnsucht aus. Stell dir vor, sie sei schon erfüllt. Lerne das schöne Gefühl kennen, das diese Erfüllung dir verschaffen könnte. Wie heißt dieses Gefühl?
Hier liegt der verborgene Schatz. Mit dieser Art, dich zu fühlen, hast du eine neue Möglichkeit des Seins entdeckt. Im Kern ist auch sie nichts als ein Gefühl. Es bedarf nicht bestimmter äußerer Umstände und auch keiner besonderen Entwicklungsschritte, um es zu fühlen; du musst nur merken – und anerkennen –, dass es bereits vorhanden ist. Du hast es entdeckt, indem du dir die Erfüllung deiner Sehnsucht vorgestellt hast. Nun kannst du ihm noch einen festen Platz in deinem Herzen geben. Was braucht es von dir? Bemerkt zu werden? Da sein zu dürfen? Raum? Aufmerksamkeit? Zuwendung?

Nutze die Zeit des Rückzugs, die die Krankheit dir verschafft, um dieses neue Gefühl in dir zu hegen und zu pflegen, bis es zu einer inneren Realität herangewachsen ist.

ZEHNTER SCHRITT
Die Wandlung würdigen

Wie geht es dir körperlich, nachdem du diese Schritte getan hast? In welcher Phase der Selbstheilung befindest du dich jetzt? Ist die Krise vorüber? Ziehen die Symptome sich zurück? Hat sich etwas gelockert?

Wenn die Krankheit noch nicht vorüber ist, gönne dir dennoch eine kleine Zwischenbetrachtung, die die Schritte, die du bisher getan hast, vollendet, bevor du aufs Neue in dich gehst und die noch bestehenden Symptome tiefer erforschst, um dich um jene Teile deiner selbst zu kümmern, die du bislang noch übersehen hast. Zunächst aber würdige die Wandlung, die bis zu diesem Punkt mit dir vorgegangen ist.

Fühlst du, wie sehr die Krankheit dich verwandelt hat? Kannst du die Veränderung wahrnehmen? Hast du bemerkt, dass du Altes losgelassen und Neuem in dir Raum gegeben hast? Wenn du nun an deine Lebensumstände denkst: Nimmst du die Dinge aus einer anderen Perspektive wahr? Hast du einem neuen Grundgefühl in deinem Herzen Raum gegeben? Ist nicht manches leichter oder unwichtiger geworden, was dich vorher belastet hat?

In deiner ganzen Entwicklung – Leben, Krankheit, Gesundheit, Tod einbezogen – geht es nur darum, den inneren Menschen zu erschaffen und zu entfalten. *Nimm dir Zeit, um wahrzunehmen, zu fühlen und zu würdigen, wie der innere Mensch sich in der Zeit der Krankheit verwandelt hat.*

ELFTER SCHRITT
Das verwandelte Ich kennenlernen

Wie verhält sich der neue Mensch, der du nun geworden bist, in konkreten Lebenssituationen? Vielleicht kannst du dir noch auf dem Krankenbett Zeit nehmen, dich mit dieser Frage auseinanderzusetzen. Stell dir Herausforderungen vor, wie sie voraussichtlich auf dich zukommen werden, sobald du wieder ins aktive Leben zurückkehrst, und mal dir aus, wie du aus deinem neuen Wesen heraus reagieren würdest.
Wie wäre es, mit dem neuen Gefühl, das du durch deine Sehnsucht entdeckt hast (dem »verborgenen Schatz«), in bestimmte Situationen hineinzugehen? Oder wie wäre es, wenn du das Gefühl von Gelassenheit und Losgelöstheit, das du wahrscheinlich zwangsläufig durch deine Erkrankung entwickelt hast, in bestimmten Situationen manifestieren würdest? Wie wäre es, eine andere neue Eigenschaft, die du an dir entdeckt hast, zu realisieren? Wie würdest du dich fühlen, dich äußern, dich halten, dich verhalten? Wie könnte die Umwelt auf dieses neue Verhalten antworten?
So kannst du dein neues Ich im Geist festigen, bevor du den Herausforderungen des Lebens erneut begegnest.

ZWÖLFTER SCHRITT
Dein gesundes Selbst entdecken

Und hier kommt die Einladung zu einer inneren Umkehr, einer Umkehr, die in vorangegangenen Kapiteln bereits angedeutet worden ist.

Schau zurück auf deine Krankheit (oder die bisher durchlaufene Entwicklung innerhalb deiner Krankheit) und wechsle dabei die Perspektive. Nimm an, die ganze Erkrankung sei einfach Teil deines Entfaltungsprozesses gewesen. *Die Geburt eines neuen Ich kann mit Anfangsschwierigkeiten und Schmerzen einhergehen, ebenso wie die Geburt eines Kindes. Nimm an, nichts anderes sei deine Krankheit gewesen als eine solche Neugeburt.*

Nimm an, du seiest von Anfang an niemals etwas anderes gewesen als heil und gesund, und alles, was dir jemals zugestoßen ist, sei nichts als äußere Anregung für den inneren Prozess des Wachstums und der Entfaltung gewesen. Dein eigentliches Wesen ist deine innere Realität, und es geht stets und in allem nur um dein eigentliches Wesen, nicht um die äußeren Erscheinungen. Entscheidend ist, wer du bist – wer du wirst, besser gesagt, und die entscheidende Triebkraft für dieses Werden ist deine Sehnsucht. Deine Sehnsucht sagt viel mehr darüber aus, wer du bist, als die ärztliche Diagnose oder dein Spiegelbild.

Du bist das, wonach du dich sehnst. In Wirklichkeit ist das Ziel der Sehnsucht bereits in dir vorhanden; du bist es bereits. Du hast es nur auf der körperlichen Ebene noch nicht manifestiert! Betrachte die Krankheit, die hinter dir liegt, aus dieser Perspektive, und alles bekommt ein neues Gesicht.

Wenn du selbst zum Heiler werden möchtest, wende dieselbe

Sichtweise auf andere an. Anstatt sie als notleidende, kranke, bedürftige Wesen zu sehen, die auf deine Hilfe angewiesen sind, sieh sie als grundsätzlich heil und gesund, betrachte ihre Erfahrungen als ebenso sinnvoll wie deine eigenen und unterstütze sie, sich in ihrer Ganzheit wahrzunehmen. Statt mit ihren Mängeln und Fehlern identifiziere sie mit ihrer Sehnsucht. Wisse, dass auch sie im Innersten bereits das sind, wonach sie sich sehnen, und dass sie es nur in der Welt der äußeren Erscheinungen, die du durch Augen und Ohren wahrnimmst, noch nicht realisiert haben.

TEIL II

Heilung
von seelischem Leid

Was ist seelisches Leid?

Die Seele ist nicht krank; sie kann nicht krank sein. Krankheit kann nur in der Manifestation entstehen, nicht im So-Sein, das das Reich der Seele ist. Die Seele ist unbegrenzt, ewig, frei; wo sollte da Leid und Krankheit entstehen? Jedoch begibt sich die Seele in die Begrenzung der Inkarnation, vergisst ihre ursprüngliche Natur, und hier beginnt das Leid.

Dieses Leid besteht nicht nur in der grundsätzlichen Begrenzung, die darin liegt, sich in einem Körper eingesperrt zu erleben, dessen Fortbewegungs-, Handlungs- und Wahrnehmungsmöglichkeiten begrenzt sind; sondern es hat vor allem damit zu tun, dass sich bei der Verkörperung nicht einfach eine reine frische Seele in einen reinen frischen Körper begibt, sondern dass beide, Seele und Körper, im Moment der Inkarnation bereits von Erfahrungen geprägt sind: die Seele durch Erfahrungen und Eindrücke aus anderen Dimensionen, Welten und Zeiten; der Körper durch Erfahrungen und Eindrücke der Vorfahren. Somit tritt der Mensch mit einer sehr komplexen Erbschaft ins Leben, und die Seele erfährt sich in ihm von vorneherein als stark definiert und begrenzt.

Darin besteht das »seelische Leid«, dass mit dem Körper zugleich eine Psyche heranwächst, die Erfahrungen vieler verschiedener Wesen und Dimensionen speichert. Deshalb ist es nicht angebracht, sich selbst oder andere dafür zu verurteilen oder zu verachten, an einer komplizierten Psyche zu leiden; im Gegenteil, einer Seele, die sich in ein solches Gewirr von Einflüssen hineinbegibt, gebührt Achtung und Mitgefühl für das Ausmaß der Schwierigkeiten, die sie auf sich nimmt.

Niemand lebt für sich allein; keine Seele geht das Abenteuer der Inkarnation nur für sich allein ein. Denn jede einzelne Seele ist ein Ausdruck der einen und einzigen Seele, und alles ist mit allem verwoben. Jeder Entwicklungsschritt einer einzelnen Seele ist eine Entwicklung im Ganzen; jede Erfahrung, jede Entdeckung, jede Erkenntnis geschieht im Ganzen und für das Ganze.

Familienbande, die krank machen – und wie man sie lösen kann

Aus der üblichen menschlichen Perspektive ist die Familie die erste Verursacherin von seelischem Leid und in der Folge auch physischen Krankheiten, jedenfalls insoweit sie nicht in der Lage ist, dem heranwachsenden Kind die Sicherheit, Geborgenheit, Liebe, Akzeptanz, Unterstützung und den Raum zu geben, die es braucht, um zu einem gesunden Individuum heranzuwachsen.

Aus der üblichen Perspektive muss auch gesagt werden: Es gibt keine vollkommenen Eltern, denn Eltern sind Menschen, und Menschen sind unvollkommen, und ihre eigenen Eltern waren es ebenso. Also war ihre Liebe nicht vollkommen, und sie begingen Fehler, was zur Folge hatte, dass ihr Kind negative Grundüberzeugungen über sich selbst entwickelte und dass es ihm nun an Selbstliebe, Selbstachtung, Unabhängigkeit, der Fähigkeit, sich abzugrenzen, und an Mitgefühl und Respekt für andere mangelt.

Aus einer höheren Perspektive betrachtet sieht das anders aus. Die Seele inkarniert sich in das Umfeld hinein, das sie aufgrund einer Resonanz mit denjenigen Aspekten ihrer selbst angezogen hat, welche sie durch die Inkarnation erkennen, entdecken und entfalten möchte. Erinnere dich: Es geht nicht um die äußeren Aspekte, es geht um das innere Wesen. Das Schicksal eines Menschen ist der äußere Prozess, durch den sein inneres Wesen sich entfaltet und in Erscheinung tritt. Dieser Prozess beginnt nicht mit der Geburt dieses Körpers und endet nicht mit seinem Tod; dieser Prozess ist unendlich. Ein Teil deiner selbst ist dieses Entfaltungsprozesses enthoben, ist davon unberührt, ist nicht dem Werden unterworfen, sondern ewig, in sich ruhend; das ist dein innerster Kern. An der Peripherie deines Wesens jedoch findet ständige Entfaltung statt, und dein derzeitiges Leben und Schicksal ist Teil dieser Entfaltung.

Diese höhere Perspektive nützt dir wahrscheinlich wenig, solange du sie nicht selbst entdeckt hast. Aus deiner Perspektive sind deine Familienbande etwas Quälendes, von dem du dich befreien möchtest. Du kannst dich befreien. Nicht von deiner Familie, aber von dem, was dich an ihr quält. Der erste Schritt zur Befreiung ist: Erkenne deine Familienbande an.

Erkenne deine Mutter, deinen Vater, deine Angehörigen als deine Familie an. Erkenne sie an, wie sie sind, und erkenne an, dass du ein Spross dieser Familie bist. Hiermit ist keine geistige Akrobatik oder Selbstvergewaltigung gemeint; du sollst sie nicht »ehren«, wenn du sie in Wirklichkeit verachtest, du sollst sie nicht mögen, wenn du sie nicht magst, oder ihnen nicht dankbar sein, wenn sie nicht gut zu dir waren; sondern einfach nur die Wahrheit anerkennen: Dies ist meine Familie, und aus dieser Familie bin ich – ist diese Person, zu der ich »ich« sage –, hervorgegangen.

Ich bin, wie ich bin, weil meine Mutter, mein Vater, meine Familie so sind und waren, wie sie sind und waren. Du sollst dieser Anerkennung weder eine positive noch eine negative Färbung geben; nur es einfach anerkennen, weil es so ist.

Der zweite Schritt zur Lösung: Entdecke und aktiviere deine Sehnsucht nach Befreiung. Jeder Sehnsucht wohnt die Kraft inne, die ihre Erfüllung bewirkt; aber damit diese Kraft wirken kann, musst du diese Sehnsucht kennen. Beschränke dich nicht darauf, diese Sehnsucht oberflächlich zu erkennen; betrachte ihren Grund. Wonach sehnst du dich wirklich? Stell dir vor, du wärst tatsächlich losgelöst von deiner Familie; du wärst sie los, befreit von allem, womit sie auf dir lastet und dich unfrei und unglücklich machte. Wie würdest du dich fühlen? Dieses Gefühl ist es, wonach du dich sehnst.

Der nächste Schritt besteht darin, diese Sehnsucht nicht nur zu erkennen, sondern auch zu fühlen. Und dein Herz für sie zu öffnen. (Was braucht sie? Anerkennung? Achtung? Erlaubnis? Raum? Für möglich gehalten zu werden?)

Das eigentlich Heilende ist die Entdeckung, dass das, wonach du dich sehnst, nicht eine Tatsache ist, die irgendwie erwirkt werden muss, sondern einfach ein Gefühl; und dass dieses Gefühl bereits in dir vorhanden ist, nur eben entdeckt und aktiviert werden muss. Du benötigst keine Veränderung der Umstände, um es zu fühlen; deine Familienbande können bleiben, wie sie sind; um dich von ihnen zu befreien, musst du nichts weiter tun, als diesem Gefühl einen Platz in deinem Herzen zu sichern, indem du prüfst, was es dazu braucht. Wahrgenommen zu werden? Anerkennung? Raum? Da sein zu dürfen? Pflege dieses Gefühl, gib ihm Raum, fühle es bewusst und sooft es dir einfällt, und es wird eine innere Realität, die ihre äußere Entsprechung nach sich ziehen wird.

Der dritte Schritt zur Lösung besteht darin, dein Herz für all die unglücklichen, einschränkenden, trotzigen und wütenden Gefühle zu öffnen, die deine Familie in dir ausgelöst hat und immer noch auslöst. Nutze fortan jeden Kontakt mit deiner Familie und jeden Gedanken an sie, um für eines der Gefühle, die durch diesen Kontakt ausgelöst werden, dein Herz zu öffnen. Jedes Mal, wenn du dein Herz einem Gefühl öffnest, das dich an deine Familie bindet, löst du ein Band. Eines Tages wirst du die Liebe entdecken, die hinter allem liegt und immer durch alles und in allem gewaltet hat.

Wenn ein Kind misshandelt oder missbraucht wird, ist es ein unschuldiges Opfer einer grausamen Handlung. Die Seele jedoch ist niemals Opfer; wessen Opfer sollte sie sein? Sie ist ja alles selbst, und alle Realität findet innerhalb der Seele statt, nicht außerhalb. Ein »Außerhalb« gibt es nur aus der Perspektive des Körpers, nicht aus der Perspektive der Seele.

Wenn du selbst unschuldiges Opfer grausamer oder rücksichtsloser Handlungen deiner Eltern gewesen bist, so erkenne an, wie es war, und öffne dein Herz für deine Gefühle; fühle dich durch diese hindurch bis auf ihren Grund, den Schmerz, den diese Handlungen in dir ausgelöst haben, und die Sehnsucht, die unter ihm verborgen liegt. Auf dem Grunde deines Herzens findest du eine Schicht deiner selbst, in der du nicht Opfer (und auch nicht Täter) bist, sondern die Liebe selbst. Hier ist der Ort, an dem du alles verstehst.

Liebe wirkt in allem und durch alles; aber dies kannst du nur wahrnehmen, wenn du dein Herz öffnest. Erst wenn du den Glauben an deine Gedanken und Überzeugungen vollständig aufgegeben hast und dein Herz allen Gefühlen öffnest, kannst du die Wirklichkeit wahrnehmen. Wenn du die Wirklichkeit wahrnimmst, wirst du tief berührt sein von ihrer Schönheit und keine Worte haben, um sie zu beschreiben, und kein Verlangen, sie zu beurteilen.

Sobald sich in deinem Bewusstsein wieder Beschreibungen und Urteile bilden, bist du aus der Wahrnehmung der Wirklichkeit wieder ausgetreten. Es ist unvermeidlich, dass dies geschieht; jedoch kannst du dich an den Moment der unmittelbaren Wahrnehmung erinnern und ihn heilig halten, anstatt dich von den Beschreibungen und Urteilen, die du daraus gebildet hast, beeindrucken zu lassen.

Zerrissenheit

Ein großer Teil deines seelischen Leids beruht auf Zerrissenheit. Du bist nicht eins mit dir. Es gibt Bestrebungen, die voneinander abweichen, einander auszuschließen scheinen. Du leidest an Zwiespalt, an innerem Konflikt oder Unentschlossenheit. In der Meinung, es ginge darum, eine Lösung zu finden, und es sei falsch, diese verschiedenen Bestrebungen in dir zu tragen; in der Meinung, du müsstest dich für eine entscheiden oder einen Kompromiss finden, mit dem alle inneren Parteien einigermaßen zufrieden sind, quälst du dich und kämpfst einen aussichtslosen Kampf.

Jedoch geht es nicht darum, Lösungen zu finden, Kompromisse zu schließen, verschiedene Bestrebungen zu vereinen; es geht um Leben. Leben bedeutet Bewegung; und die Kraft, die dieser Bewegung ein Ziel gibt, ist Sehnsucht. Lebe deine Sehnsucht! Sie ist es, die hinter den verschiedenen Bestrebungen in dir steckt. Hinter der einen steckt die Sehnsucht nach einer bestimmten Erfahrung, hinter einer anderen die Sehnsucht nach einer anderen. Jede Sehnsucht, die in dir ist, ist Teil von dir, gehört zu dir und will gelebt werden. In der Welt der Seele gibt es keine Widersprüche; es gibt nur unterschiedliche Qualitäten des Seins, Arten der Erfahrung, und deine Seele ist voller Sehnsucht nach vielen Arten der Erfahrung, vielen Weisen des Seins.

Auch Zerrissenheit ist nichts als eine bestimmte Art, dich selbst zu erfahren. Erlebe sie, durchlebe sie und lass deiner Sehnsucht freien Lauf.

Wenn fremde Gefühle dein Gemüt besetzen

Nur ein Teil deiner jeweiligen emotionalen Befindlichkeit geht auf deine eigenen Gefühle zurück; viele der Gefühle, die dein Gemüt durchstreifen, gehören nicht zu dir, sondern zu anderen Menschen. Manche dieser fremden Emotionen nimmst du nur flüchtig wahr, andere hältst du fest.

Um zu verstehen, wie es dazu kommt, dass du fremde Gefühle in dir trägst, musst du dir klarmachen, dass es in der inneren Welt keine Trennung gibt. Weder in der Welt der Energie noch der Emotion noch der Gedanken gibt es Mauern. Gedanken sind mit Emotion und Energie geladen, und diese Energie und Emotion der Gedanken anderer Menschen nimmst du wahr. Diese Wahrnehmung findet ständig statt, aber du bist dir dessen nicht bewusst. Du wirst plötzlich von Traurigkeit oder von einer düsteren Stimmung ergriffen, ohne recht zu verstehen, warum; du hast dir einfach eine fremde Stimmung eingefangen. Geht dieser Eindruck schnell vorüber, so hast du diese fremde Stimmung nur wahrgenommen, wie man einen Geruch oder ein Geräusch wahrnimmt, dich jedoch nicht mit ihr identifiziert.

Bleibt sie jedoch bei dir und besetzt dein Gemüt, so hast du sie nicht nur wahrgenommen, sondern dich auch gleich mit ihr identifiziert. Du hast sie für deine eigene gehalten, weil du tatsächlich eine verwandte Stimmung in dir trägst. Nun legt sich die fremde Stimmung über deine eigenen Gefühle, und sogleich werden diejenigen deiner latenten Grundgedanken, die zu dieser Stimmung passen, in dir aktiviert. »Es ist alles so sinnlos und so grauenvoll. Ich weiß überhaupt nicht, wozu ich da bin.« Negative Gedanken machen sich in dir breit, ohne dass du weißt, wovon sie eigentlich ausgelöst wurden.

Die fremde Emotion, die sich an deine eigene geheftet hat, macht diese doppelt so stark, doppelt so schwer, und dadurch tritt sie dir so deutlich ins Bewusstsein, dass du nicht anders kannst, als sie wahrzunehmen; und nimmst du sie endlich – bewusst! – wahr, so hat die »Besetzung« durch die fremde Emotion ihren Zweck erfüllt, und du kannst dich von ihr lösen. Allerdings wird dir das nicht leichtfallen, denn gerade diese Besetzung durch Fremdgefühle macht es dir schwer, innere Klarheit zu entwickeln. Du bist nicht ganz du selbst; du schaust die Welt mehr als mit deinen eigenen Augen mit denen eines anderen an.

Was dir helfen kann, ist, dies bewusst wahrzunehmen. Sobald du bemerkst, dass eine Emotion mit ungewohnter und dem Anlass nicht angemessener Schwere auf dir lastet, frag dich, ob du nicht gerade dabei bist, ein fremdes Gefühl wahrzunehmen, das deshalb so schwer auf dir lastet, weil du selbst ein ähnliches Gefühl in dir getragen hast, ohne es zu merken. Dies ist die Gelegenheit, dir dieses eigenen Gefühls bewusst zu werden und die Gedanken, die ihm zugrunde liegen – die du unbewusst für Realität hältst –, als Gedanken zu entlarven.

Handelt es sich tatsächlich um ein fremdes Gefühl, das auf dir lastet, so wird es dir schwerfallen, dein Herz dafür zu öffnen, bis du entdeckst, dass das Gefühl gar nicht zu dir, sondern zu einem anderen gehört. Nach dieser Erkenntnis wird es dir leichter fallen, diesem Gefühl dein Herz zu öffnen (auch wenn es einem anderen gehört, kannst du doch Verständnis, Mitgefühl oder Achtung – oder was immer es sonst von einem offenen Herzen braucht – dafür aufbringen). Auf diese Weise befreist du dich von der fremden Bürde, und wer weiß, vielleicht erleichterst du dem unbekannten Absender die seine ein wenig, indem du dein Herz für ihn öffnest.

Lebst du mit einem oder mehreren Menschen ständig zusammen, so nimmst du die Gefühle der Menschen, mit denen du dein Leben teilst, automatisch wahr; und solange dein Bewusstsein nicht für die Unterscheidung zwischen eigenen und fremden Gefühlen geschärft ist, wirst du nicht merken, ob du gerade ein eigenes oder ein fremdes Gefühl wahrnimmst. Du wirst alle Gefühle, die du wahrnimmst, für deine eigenen halten.

Manche Menschen leiden sehr darunter, dass sie sich ständig als Medium fremder Gefühle erleben. Wenn du den Verdacht hast, du könntest ein solcher Mensch sein, dann beginne als

Erstes zu entdecken und anzuerkennen, dass du die Fähigkeit besitzt, fremde Gefühle ebenso wahrzunehmen, wie du deine eigenen wahrnimmst; dass du dich mit fremden Gefühlen ebenso identifizieren kannst wie mit deinen eigenen; und beginne Gefühle, eigene wie fremde, wahrzunehmen, anstatt dich mit ihnen zu identifizieren. Anstatt wütende Gedanken zu denken, werde darauf aufmerksam, dass du wütend bist. Und anstatt zu sagen: »Ich bin wütend«, sag lieber: »Jetzt fühle ich Wut«, und du bist auf dem Weg der Bewusstwerdung und Loslösung.

Wenn du denkst: »Jetzt fühle ich Wut«, kannst du dich fragen: »Und wem gehört diese Wut? Ist es überhaupt meine, oder fühle ich gerade die Wut einer anderen Person (meines Mannes, meiner Frau, meines Kindes oder der Person, mit der ich gerade zusammen bin)?« Und dann kannst du dein Herz für diese Wut öffnen, auch wenn sie einer anderen Person gehört. Dann wirst du erleben, dass hinter dieser Wut der Schmerz hervortritt, der sie ausgelöst hat, und dieser Schmerz wird dein Herz berühren.

Es gibt zwei Gründe, aus denen heraus du fremde Gefühle in dir festhältst und dich mit ihnen identifizierst. Der eine: Du trägst unwissentlich ein ähnliches Gefühl in dir. Der zweite: Das fremde Gefühl, das du unbewusst wahrnimmst, löst in dir eine eigene Emotion aus, die du jedoch nicht wahrnimmst (weil du mit ihr identifiziert bist); und diese wiederum ist dem fremden Gefühl ähnlich. Du nimmst zum Beispiel den Ärger eines anderen wahr, beziehst ihn auf dich und verteidigst dich dagegen, indem du deinerseits mit Ärger reagierst. Oder du nimmst die Trauer eines anderen wahr und bist über diese Trauer traurig. Oder du nimmst die Angst eines anderen wahr, und diese Angst löst in dir Angst aus.

Ganz gleich, ob fremde oder eigene Gefühle – der Schlüssel zur Befreiung liegt stets im bewussten Wahrnehmen. Wenn du Gefühle erleidest, bist du mit einem Gedanken identifiziert, der dich an dem Gefühl leiden lässt. Wenn du Gefühle wahrnimmst, erleidest du sie nicht.

Aus einer höheren Perspektive betrachtet sind Gefühle einfach Nuancen inneren Erlebens, so wie Gerüche oder Farben Nuancen äußeren Erlebens sind; und das Privileg der Inkarnation als Mensch besteht darin, diese Nuancen erleben zu dürfen. Soweit es Gefühle betrifft, ersetze »erleiden« durch »erleben« und »haben« durch »fühlen«, und du findest dich in diese andere Perspektive versetzt.

Was dein Unheil erzeugt, sind nicht deine negativen Gefühle, sondern ist die Vorstellung, an deinen Gefühlen sei etwas falsch. Negative Gefühle sind die Art, wie du dich fühlst, wenn du Aspekte der Realität leugnest oder ablehnst; positive Gefühle sind die Art, wie du dich fühlst, wenn du Aspekte der Realität bejahst.

Beides sind Folgen der Art, wie du die Realität kommentierst. Die Wirklichkeit unmittelbar zu erleben, ohne Kommentar, das ist das eigentliche Fühlen. Indem du dein Herz öffnest, machst du den Weg frei für dieses eigentliche Fühlen, für deine vollständige Teilnahme am Leben.

Flüche und Verwünschungen

Flüche und Verwünschungen sind zerstörerische Gedanken, die jemand – oder du selbst – auf dich richtet oder gerichtet hat. Manchmal wirken solche Gedanken über lange Zeit fort. Wenn ein solcher Fluch auf dich wirkt, bedeutet das, dass dein Gemüt der Macht eines fremden Gedankens unterworfen ist.

Gedanken haben Macht. Gedanken erzeugen Realität. Die schöpferische Kraft, die Gedanken innewohnt, ist die Sehnsucht. In einem Fluch oder einer Verwünschung ist diese schöpferische Macht der Sehnsucht enthalten, wenn auch in einer verzerrten Form.

Wenn du jemanden verfluchst, weil er etwas getan hat, das du missbilligst, dann steckt dahinter der Wunsch, der oder die Betreffende möge bestraft werden. Ist dies allerdings deine wahre Sehnsucht? Deine wahre Sehnsucht bezieht sich nicht auf eine andere Person, sondern auf dich selbst. Was geschieht in dir, wenn diese andere Person bestraft wird? Wie fühlst du dich dann?

Darauf bezieht sich deine Sehnsucht.

Vielleicht geht es um Gerechtigkeit. Die betreffende Person hat etwas getan, das du als Unrecht empfindest. Du bist mit dem Gedanken identifiziert, Unrecht sei eine Tatsache, die du erleidest oder erlitten hast. Deshalb bist du nicht bereit, den Schmerz dieser Ungerechtigkeit zu fühlen – weil dies wiederum ungerecht wäre –, sondern du wünschst dir, dass dieser von der Person, die das Unrecht erzeugt hast, erlitten wird. Dann wäre die Gerechtigkeit wiederhergestellt, und du könntest dich wieder gut fühlen.

Die Sehnsucht hinter dem Fluch ist also in Wirklichkeit die Sehnsucht nach Gerechtigkeit und letztendlich die Sehnsucht danach, dich gut zu fühlen. In einer verzerrten Form ist diese Sehnsucht auch in dem Fluch immer noch enthalten; deshalb wirkt ihre schöpferische Macht in ihm.

Nun kann aber in Wirklichkeit niemand die Gedanken oder das Schicksal eines anderen beeinflussen, wenn dieser ihn

nicht dazu ermächtigt. Wenn ein Fluch auf dir lastet, so hast du dich während der Ereignisse, die der Verfluchung vorangegangen sind, aus welchem Grund auch immer, einverstanden erklärt, diese Bestrafung auf dich zu nehmen.
Und hier liegt genau der Ansatzpunkt für deine Befreiung. Entdecke in dir das Gefühl und den Gedanken, aus dem heraus du diese Einverständniserklärung abgegeben hast – beispielsweise dein Schuldgefühl oder deinen eigenen Wunsch nach Gerechtigkeit. Hol dieses Gefühl in dein Bewusstsein, öffne ihm dein Herz, öffne dein Herz auch allen weiteren Gefühlen, die damit verbunden sind, löse dich von der Identifikation mit den Gedanken, die ihnen zugrunde liegen, und du hast den Knoten von deiner Seite aus gelöst.
Nun kannst du den Fluch oder die Verwünschung mit Leichtigkeit zurückweisen. Beides sind ja nichts als fremde Gedanken, mit denen du dich aus einem eigenen unbewussten Gedanken heraus identifiziert hattest. Nun, da dieser eigene Gedanke unwirksam geworden ist, identifizierst du dich nicht mehr mit dem fremden Gedanken, und dadurch hat dieser keine Macht mehr über dich.

Woraus entsteht Leid?

Leid entsteht aus Identifikation. Ob du leidest oder dich freust, hängt davon ab, wozu du »ich« sagst – womit du dich identifizierst.
Sagst du »ich« zu dem, was du als deinen Körper wahrnimmst, so leidest du an Angst vor Krankheit, Tod und an allem, was die Existenz deines Körpers und deine körperliche Unversehrtheit und Annehmlichkeit bedroht.

Sagst du »ich« zu deiner Psyche, so leidest du an allem, was dich an dein (unbewusstes) schlechtes Selbstbild erinnert. Jede dieser Erinnerungen wirst du als Verletzung empfinden: Wenn jemand dich kritisiert, zurückweist, beleidigt, unfreundlich zu dir ist, etwas hinter deinem Rücken tut, dich im Stich lässt und dergleichen mehr.
Bist du mit einer negativen Idee von dir selbst identifiziert, mit einem schlechten Selbstbild, so leidest du an diesem. Bist du mit einer negativen Idee von der Welt oder deinen Mitmenschen identifiziert (indem du sie so siehst und diese Sicht mit der Wirklichkeit verwechselst), so leidest du an den Gefühlen, die diese negative Sicht in dir erzeugt.
Heilung bedeutet, die Perspektive zu wechseln. Identifikation ist nichts als eine Perspektive. Du kannst eine andere Perspektive einnehmen: Eine, aus der heraus du deine Identifikation mit diesem oder jenem entdecken und wahrnehmen kannst. Du brauchst dieser Perspektive keinen Namen zu geben; alle Namen sind irreführend. Du kannst sie einfach einnehmen, indem du dir vornimmst, deine Gedanken als Gedanken zu erkennen, anstatt sie für Wirklichkeit zu halten, und deine Gefühle als Gefühle zu erkennen, anstatt sie für Tatsachen zu halten.
Solange du denkst, irgendetwas sei unheil, bist du mit dem Gedanken identifiziert, es sei unheil. Heilung indes bedeutet zu erkennen, dass dies ein Gedanke ist; wahrzunehmen, wie du dich mit diesem Gedanken fühlst; zu erkennen, dass dies ein Gefühl ist; und diesem Gefühl dein Herz zu öffnen.
Im Herzen gibt es kein Unheil. Nur Wahrnehmung. Mitfühlende, verstehende, achtende Wahrnehmung. Suchst du Heilung, so begib dich in dein Herz.

Die drei wichtigsten Maßnahmen zur psychischen Hygiene

Erstens: Gewöhne dir an, das, was du denkst, immer auch zu fühlen. Gewöhne dir an, deinen Atem zu spüren, während du denkst, das hilft dir, die Gefühle, die von deinen Gedanken erzeugt werden, im Körper zu spüren, und das wiederum befreit deinen Körper von der Spannung dieser Gefühle.
Zweitens: Gewöhne dir an, den Tag am Abend Revue passieren zu lassen.
Drittens: Gewöhne dir an, dir am Morgen einen kleinen Freiraum zu gönnen, bevor du dich den Begegnungen und Geschehnissen des Tages aussetzt, ja bevor du überhaupt redest. Und wenn es eine Minute Stillsitzen ist: eine kostbare Minute, in der du ganz allein für dich da sein kannst.

Zwölf Stufen der Selbstheilung

Auch wenn du nicht körperlich krank bist, sehnst du dich vielleicht nach Heilung. Du leidest vielleicht wie viele Menschen dieser Zeit unter Zerrissenheit, unter allerlei Ängsten und inneren Konflikten, unter Schuldgefühlen und vor allem unter der Last von negativen Gefühlen, die du aus einem schlechten Selbstbild, das du dir als Kind angeeignet hast, ableitest.

Der gleiche 12-Stufen-Prozess, der in Teil I in Bezug auf körperliche Erkrankungen geschildert wurde, lässt sich auch auf jede seelisch-geistig-emotionale Problematik anwenden. Betrachten wir die zwölf Stufen der Selbstheilung noch einmal auf eine eher allgemeingültige Weise.

ERSTER SCHRITT
Einen Beschluss fassen, der dein Leben verändert

Zu jedem Zeitpunkt deines Lebens, in jedem beliebigen Augenblick, auch während du dich inmitten eines Konflikts oder Problems befindest, kannst du einen Beschluss fassen, der dein Leben verändert. *Diese Veränderung beginnt im sel-*

ben Augenblick, da du den Beschluss fasst. Solch ein Beschluss könnte lauten:

Jetzt, in diesem Augenblick, beginnt mein Erwachen. Ab jetzt will ich mir der Gedanken und Gefühle, die mein Leid und meine Probleme erzeugen, bewusst werden.

Oder: Jetzt, in diesem Augenblick, beginne ich mein Leben selbst in die Hand zu nehmen. Ab jetzt will ich aufhören, die Ursachen meiner Leiden und Probleme außerhalb meiner selbst zu suchen, und beginnen, sie in mir selbst zu entdecken.

Oder: Jetzt, in diesem Augenblick, beginne ich mich selbst zu achten. Ab sofort will ich auf meine Gefühle achten und mich um mein eigenes Wohlbefinden kümmern.

Dies sind einige Beispiele für einen solchen Beschluss.

Wie könnte der deinige lauten?

Und warum fasst du ihn nicht gleich?

Am besten schreibe ihn auf und datiere diese Notiz, das gibt deinem Beschluss Gewicht.

Ein solcher Beschluss gibt Kraft: die Kraft, die du brauchst, um ihn in die Tat umzusetzen; und jedes Mal, wenn du dies tust, gewinnst du wieder Kraft.

ZWEITER SCHRITT
Die Sehnsucht aktivieren

Immer wenn du einen Beschluss fasst, der dein Leben verändert, geschieht dies aus einer Sehnsucht heraus. Der Beschluss, den du im vorigen Schritt gefasst hast, könnte beispielsweise auf der Sehnsucht beruhen, aus deinen falschen Glaubenssätzen zu erwachen, oder aus der Sehnsucht nach

Befreiung aus deiner Problematik, der Sehnsucht nach Heilung, nach Erwachen, nach Erleuchtung oder ganz einfach nach Glück.

Welches ist die Sehnsucht, die deinem Beschluss zugrunde liegt? *Du kannst die schöpferische Macht dieser Sehnsucht aktivieren, indem du sie nicht nur gedanklich erfasst, sondern auch fühlst.* Spüre deinen Atem, dein Herz, deinen Körper, während du an diese Sehnsucht denkst. Wie fühlt es sich an, diese Sehnsucht zu haben? Öffne dein Herz für sie, indem du prüfst, was sie von dir braucht (und was du ihr bisher versagt hast): Anerkennung? Achtung? Raum? Erlaubnis? Für möglich gehalten werden? (Das heißt von dem Gedanken befreit werden, es sei aussichtslos, sich zu sehnen, weil Erfüllung ohnehin nicht möglich sei.) Achte darauf, auf welches Wort dein Inneres mit Erleichterung oder Erschütterung reagiert.

Indem du dein Herz für deine Sehnsucht öffnest, setzt du die schöpferische Kraft frei, die ihr innewohnt, und im selben Augenblick wirst du spüren, dass du auf dem Weg zu ihrer Erfüllung bist.

DRITTER SCHRITT
Dich um deine Angst kümmern

Mit dem Beschluss, den du gefasst hast, und der Sehnsucht, aus der heraus du dies getan hast, ist höchstwahrscheinlich auch eine Angst verbunden. Fege diese Angst nicht leichtfertig aus deinem Bewusstsein, sondern kümmere dich um sie. Halte Ausschau nach ihr, indem du dir den neuen Weg vorstellst und darauf achtest, welche Gedanken und Gefühle diese Vorstellung begleiten. Eine der Stimmen, die sich aus dem Hintergrund melden werden, ist die der Angst. Es kann die Angst vor dem Neuen oder dem Unbekannten sein; Angst, die Liebe, Sympathie oder Unterstützung deines Partners, deiner Familie oder deiner Freunde zu verlieren, wenn du dich veränderst; Angst vor Ablehnung oder Verurteilung; die Angst davor, allein zurückzubleiben; die Angst, zu klein oder zu schwach zu sein; die Angst, den Kokon deiner Geborgenheit in den alten Gewohnheiten zu verlieren ... Dies sind nur einige Beispiele. Vielleicht entdeckst du deine Angst darunter; vielleicht trägt deine Angst eine andere Bezeichnung.

Sobald du sie gefunden hast, erlaube ihr, in dir aufzusteigen, so dass du sie nicht nur denken, sondern auch fühlen kannst. Und ebenso wie du es mit der Sehnsucht getan hast, öffne auch deiner Angst dein Herz, indem du prüfst, was sie von dir braucht, und dabei folgende Schlüssel probierst, die dein Herz für diese Angst öffnen können: Anerkennung? Erlaubnis? Achtung? Mitgefühl? Verständnis? Erbarmen? Oder einfach, dass du sie bewusst fühlst? Achte darauf, auf welchen Begriff sie mit Erleichterung oder Erschütterung reagiert. (Erleichterung oder Erschütterung sind ein Zeichen dafür, dass dein Herz sich geöffnet hat. Mehr ist nicht nötig!)

Nun richte deine Aufmerksamkeit auf das schlimme Gefühl, auf das die Angst sich bezieht. Lerne es kennen, indem du dir vorstellst, das Gefürchtete träte ein. Wie würdest du dich fühlen? *Denn du fürchtest dich nicht vor einer Tatsache, sondern vor einem Gefühl.* Auch diesem Gefühl kannst du dein Herz öffnen. Indem du dies tust, erwachst du aus der Hypnose der Angst.

VIERTER SCHRITT
Dem Problem Raum geben

In der Situation, aus der heraus du einen Beschluss zur Änderung gefasst hast, gibt es ein Problem, ein Unbehagen, etwas, das dir Kopfzerbrechen bereitet, dich belastet, dich ärgert oder dich unglücklich macht. Der nächste Schritt besteht nun darin, dich dieser Situation, die dir Unbehagen bereitet, einmal bewusst zuzuwenden. Anstatt weiterhin zu versuchen, in Gedanken oder Taten eine Lösung zu finden, wende dich dem Problem einmal zu und erlebe es bewusst. *In dem bewussten Erleben dessen, was dich quält, liegt die Lösung – nicht in dem Versuch, ihm zu entrinnen.* Erlaube dir wenigstens für eine Weile, allen gedanklichen und äußeren Aktivitäten, mit denen du dem Problem zu entrinnen versuchst, zu entsagen, und dem Problem selbst Raum zu geben. Erlebe es bewusst.

FÜNFTER SCHRITT
Innehalten und betrachten

Betrachte, aus welchen Gedanken und Gefühlen dein Problem zusammengesetzt ist. *Nicht die Umstände sind das Problem, sondern die Art, wie du sie interpretierst und wie du dich mit dieser Interpretation fühlst.* Erkenne die Gedanken als Gedanken und die Gefühle als Gefühle und öffne diesen dein Herz.

SECHSTER SCHRITT
Der Problematik auf den Grund gehen

Den Kern deiner Problematik bildet eine Angst. Du fürchtest dich vor etwas, das dir weh tun könnte. Diesem Schmerz versuchst du aus dem Weg zu gehen, indem du eine Lösung für dein Problem suchst. Jedoch ist der Schmerz bereits in dir vorhanden; du hast nur Angst, ihn zu fühlen.
Das Problem ist nicht der Schmerz, sondern die Angst. Die Lösung besteht darin, die Angst zu fühlen und zu entdecken, dass sie sich nicht auf eine Tatsache bezieht, sondern auf ein Gefühl. Du hast nicht vor Tatsachen Angst, sondern davor, wie du dich mit diesen Tatsachen fühlen würdest.
Lerne deine Angst kennen. Betrachte die Gedanken, in denen sie sich ausdrückt. Betrachte die Art, wie du die Angst in deinem Körper erlebst. Öffne dein Herz für deine Angst.

SIEBTER SCHRITT
Den Schmerz fühlen,
der sich hinter der Problematik verbirgt

Bist du durch deine Angst gegangen und bist bereit, den Schmerz zu fühlen, auf den sie sich bezieht, so bist du dabei, dein Herz wirklich zu öffnen und dich aus deiner Problematik zu befreien. Ist dein Herz offen, gibt es kein Problem mehr; das Problem bestand ja darin, dass es verschlossen war – dass du dich vor irgendeinem Aspekt der Realität aus Angst verschlossen hattest.
Bevor du dich daranmachst, deinen Schmerz zu betrachten, mach dir bewusst, dass es darum geht, ein Gefühl anzu-

schauen und nicht eine Tatsache. Die gefürchteten Tatsachen mögen tatsächlich eintreten oder nicht – was du fürchtest, ist nicht die Tatsache, sondern das Gefühl, das sie in dir auslöst: den Schmerz. Lerne diesen Schmerz kennen, ebenso wie du zuvor deine Angst vor diesem Schmerz kennengelernt hast. Betrachte die Art, wie du diesen seelischen Schmerz in deinem Körper, deinem Herzen oder deinem Energiefeld erlebst. Dieses Gefühl ist es, wovor du solche Angst hattest! Nun ist deine Angst dabei, ihre Grundlage zu verlieren. Mehr und mehr spürst du, dass es keinen Grund gibt, sich zu fürchten, denn es geht nicht um eine Tatsache, es geht um ein Gefühl; und sobald du es fühlst und ihm dein Herz öffnest, bist du im Frieden.

ACHTER SCHRITT
Der Sehnsucht zum Durchbruch verhelfen

Der Schmerz, den du soeben betrachtet hast, ist mit einer Sehnsucht verbunden. Eigentlich mit zwei verschiedenen Arten von Sehnsucht. Die eine entdeckst du, bevor du dein Herz für den Schmerz geöffnet hast, die andere danach. Die erste ist eine Sehnsucht nach dem Gegenteil von dem, worunter du leidest; die Sehnsucht nach Befreiung, wenn dein Schmerz beispielsweise das Eingeengtsein ist, oder die Sehnsucht nach Annahme, wenn dein Schmerz die Ablehnung ist.
Die zweite Sehnsucht findest du unter dem Schmerz. Wenn du den Schmerz bewusst durchlebt und dich von der Idee befreit hast, der Gedanke, der den Schmerz erzeugt, sei Realität – wenn du den Schmerz ganz und gar gefühlt hast, dann entdeckst du unter diesem Schmerz eine zweite Sehn-

sucht. Diese bezieht sich nun nicht mehr auf das Gegenteil von dem, woran du gelitten hast, sondern auf etwas, das beides, das Negative und das Positive, überschreitet.

Durchlebe deinen Schmerz bewusst und halte Ausschau nach der Sehnsucht, die in deinem Herzen auftaucht, wenn du durch dieses bewusste Erleben erkannt hast, dass das, was du immer gefürchtet hattest, keine Tatsache, sondern ein Gefühl war, und dass du dieses Gefühl soeben durchlebt hast.

NEUNTER SCHRITT
Den verborgenen Schatz finden

Indem du dein Herz dieser Sehnsucht öffnest, findest du den verborgenen Schatz, das Geschenk unter der Problematik, die dich quälte. Der verborgene Schatz ist die Qualität, auf die diese Sehnsucht sich bezieht. Es lässt sich nicht vorweg und nicht verallgemeinernd beschreiben, welche Qualität dies sein könnte; du musst selbst diesen Weg gehen, um deinen eigenen verborgenen Schatz zu finden. Wichtig ist zu erkennen, dass auch dieser »Schatz« – die neue Qualität, die du entdeckst, wenn du dich durch die Gefühle, aus denen sich deine Problematik zusammensetzt, bis auf den schmerzhaften Grund hindurchgefühlt hast – letztlich ein Gefühl ist: eine Art inneren Erlebens, ein Gemütszustand. Auch dieses Gefühl kannst du betrachten und bewusst erleben wie jedes andere; und auch diesem Gefühl kannst du einen Platz in deinem Herzen geben. Indem du dies tust, wird es zu einer bleibenden Qualität in deinem Innern und kann dir nie wieder genommen werden. Und zugleich ist es der Beginn der Entfaltung einer neuen Qualität in deiner Persönlichkeit.

ZEHNTER SCHRITT
Die Wandlung würdigen

Hast du dich von deiner Angst befreit, deinen Schmerz durchlebt, der Sehnsucht dein Herz geöffnet und ebenso dem ersehnten Gefühl einen Platz in deinem Herzen gegeben, so hast du eine innere Wandlung durchgemacht. *Würdige diese Veränderung, indem du bei dem neuen Gefühl verweilst, das durch sie in dir entstanden ist, und ihm Raum und Aufmerksamkeit schenkst.* Du kannst dieser Wandlung auch ein Denkmal setzen, indem du ihr ein Bild, ein Gedicht, eine Melodie, einen Satz widmest, den du aufschreibst, oder dir ein Symbol erschaffst oder auswählst, das dich an sie erinnert.

ELFTER SCHRITT
Das verwandelte Ich kennenlernen

Nun geht es darum, die Wandlung zu realisieren. Beginne damit, indem du dir bestimmte Lebenssituationen vorstellst – dieselben Situationen, die dir zuvor Probleme bereitet hatten –, und dich in diese geistig mit dem neuen Gefühl hineinbegibst. *Nichts weiter ist nötig, keine Anstrengung, sich anders zu verhalten oder sich zu verändern, sondern nur das neue Gefühl – den »verborgenen Schatz« bewusst zu fühlen, während du dich im Geist – und später real – in die Situation hineinbegibst.* Merkst du, wie sich alles verändert – dein Erleben der Situation, deine Sichtweise, dein Verhalten und in der Folge auch die Situation selbst?

ZWÖLFTER SCHRITT
Dein heiles Selbst entdecken

Es gibt ein Selbst in dir, das nicht in Probleme verstrickt und verwickelt ist, das nicht durch deine Perspektive und deine Sichtweise eingeschränkt ist. Dieses Selbst hast du, vielleicht ohne es besonders zu bemerken, entdeckt, indem du die beschriebene Wandlung vollzogen hast. Unmerklich bist du von der Identifikation mit einer Person, die einen bestimmten Gedanken für wahr hält und unter diesem Gedanken leidet, in die Identifikation mit einer höheren Ebene deiner selbst hineingerutscht, mit der Ebene des Herzens. Hier, im Herzen, stehst du über dem leidenden Ich, bist aber zugleich voller Erbarmen, Mitgefühl, Verständnis und Achtung für all die Gefühle, die dieses Ich aufgrund seiner falschen Überzeugungen erleidet. *Hier, im Herzen, beginnt die Entdeckung, dass es hinter der Verwirrung, der Verstrickung und Verwicklung des alltäglichen Ich ein heiles Selbst gibt;* ein Selbst, das nicht urteilt, nicht interpretiert, nicht in falsch und richtig, gut und böse, erlaubt oder verboten unterteilt und zergliedert ist, sondern sich der Realität öffnet, wie sie ist, und sich allen Gefühlen unterschiedslos und in bedingungsloser Anerkennung, Erlaubnis, Achtung und Liebe öffnet, seien es positive oder negative Gefühle, sei es Liebe oder Hass, Freude oder Trauer.

Bist du in diesem Selbst begründet, so leidest du nicht, öffnest dein Herz aber voller Mitgefühl allem Leid. In diesem Selbst bist du heil und erkennst, dass alles heil ist. In diesem Selbst wohnt das Heilige, das der Tempel des Herzens ist, in dem alles Anerkennung findet, wie es ist, sein darf, wie es ist, geachtet wird, wie es ist, und verstanden wird, wie es ist.

Möchtest du anderen helfen, ihre Probleme und ihr seelisches Leid zu überwinden, so öffne ihnen dein Herz und sieh ihre Gefühle mit der gleichen Achtung, dem gleichen Verständnis und Mitgefühl an wie deine eigenen. Erblicke in ihrem Herzen das gleiche heile und heilige Selbst wie in deinem eigenen. Bemitleide sie nicht und unterstütze sie nicht in ihrer Schwäche, sondern stärke sie und erhebe sie, indem du das Heile in ihnen erkennst und dich entsprechend verhältst.

Abschließend hier noch einmal die zwölf Schritte in einer kurzgefassten Übersicht, die dir vielleicht als Erinnerung dienen kann, wann immer es darum geht, von einer Krankheit oder einem Problem zu heilen oder über eine innere oder äußere Schwierigkeit hinwegzukommen.

ERSTENS: Einen Beschluss fassen, der dein Leben verändert.

ZWEITENS: Die Sehnsucht aktivieren, aus der heraus du diesen Entschluss fasst, indem du sie fühlst und ihr dein Herz öffnest.

DRITTENS: Dich um die Angst kümmern, die es dir schwermacht, die angestrebte Veränderung auch tatsächlich durchzuführen.

VIERTENS: Dem Problem Raum geben, indem du alle Lösungs- oder Änderungsversuche einmal ruhen lässt und es bewusst erlebst.

FÜNFTENS: Das Problem betrachten, indem du dir die Gedanken und Gefühle, aus denen es sich zusammensetzt, bewusst machst.

SECHSTENS: Die Angst finden, die das Problem für dich zum Problem macht, und dein Herz für sie öffnen.

SIEBTENS: Den Schmerz fühlen, auf den diese Angst sich bezieht, und entdecken, dass es sich bei dem Gefürchteten um ein Gefühl handelt und nicht um eine Tatsache.

ACHTENS: Die Sehnsucht finden, die du nur entdecken kannst, wenn du durch deinen Schmerz hindurchgegangen bist.

NEUNTENS: Entdecken, dass auch das, worauf diese Sehnsucht sich bezieht, im Kern nichts weiter ist als ein Gefühl, und dass dieses Gefühl bereits in dir vorhanden ist.

ZEHNTENS: Die Wandlung würdigen, die sich durch diese Entdeckung in dir vollzogen hat.

ELFTENS: Die Wandlung realisieren, indem du das neugewonnene Gefühl ganz bewusst in deinen Alltag mitnimmst.

ZWÖLFTENS: Das heile Selbst entdecken, in das du dich begeben hast, indem du dein Herz all diesen Gefühlen geöffnet hast.

TEIL III

~~~

Körperliche und seelische Gesundheit: Einzelne Phänomene und allgemeine Betrachtungen

Die Müdigkeit, dein Freund und Helfer

Müdigkeit legt sich über das Gemüt wie eine Decke. Sie wird als sehr störend empfunden, wenn jemand nicht ruhen, sondern aktiv sein möchte. Müdigkeit macht dir das Denken schwer, was sehr lästig ist, wenn du unbedingt geistig arbeiten oder etwas durchdenken möchtest. Müdigkeit macht dir das Handeln schwer; sie macht dich träge und faul. Müdigkeit macht es dir schwer, dich zu konzentrieren.

Aktiv zu sein, etwas zu durchdenken, zu handeln, sich zu konzentrieren gehört zu einem bestimmten Seinsmodus – dem positiven, männlichen, dem Yang-Modus. Ihm komplementär entgegengesetzt ist der Yin-Modus, der negative: Passivität, Ruhe, Empfänglichkeit, das Nichttun. Was ist wichtiger, Yin oder Yang? Viele Menschen meinen, der Yang-Modus sei der eigentlich wichtige, und man könne im Leben nur erfolgreich sein, wenn man ihn ständig kultiviere – außer nachts, wenn man notgedrungen schlafen muss. Doch ist allgemein bekannt: Einseitigkeit macht krank. In dieser Einseitigkeit bestehst du darauf, Dinge tun zu müssen, die eigentlich von selbst geschehen würden. Du bestehst darauf, alles mit dem Verstand zu regeln, obwohl doch die Intuition vieles besser kann. Du verausgabst dich, schöpfst nur aus einem winzig kleinen Teil deines Wesens anstatt aus der Ganzheit. Wenn du das eine Weile getan hast, fühlst du dich erschöpft, und dann taucht Müdigkeit auf. Müdigkeit sagt: Lass es mal gut sein. Leg deine Instrumente aus der Hand, schalte deinen Verstand aus, überlasse dich dem Nichtstun. Müdigkeit sagt: Es gibt einen Teil deiner selbst – einen anderen Teil als den, mit dem du identifiziert bist –, der jetzt das Ruder übernehmen möchte. Dieser Teil ist weiser als du; er sieht mehr; er bringt dir das, was du erfolglos gesucht hast. Aber du musst ihn gewähren lassen.

Wenn du nicht auf diese Botschaft hörst, wird die Müdigkeit größer, bis du nicht anders kannst, als dein inneres Selbst gewähren zu lassen. Du bist nicht mehr in der Lage, aktiv zu sein. Du gibst auf.

Viele empfinden diesen Moment als demütigend; als Zeichen, versagt zu haben, nicht gut genug zu sein oder zu schwach. Tatsächlich aber ist dies eigentlich ein segensreicher Augenblick. Der Augenblick, in dem die inneren Kräfte, die du die ganze Zeit über unter Kontrolle hältst, sich endlich einmal auswirken können.

Die Wechseljahre, die weiblichen wie die männlichen, sind eine Phase, in der genau dies geschieht. Deine innere Natur fordert dich auf, von deinem üblichen Tun einmal abzulassen und andere Kräfte gewähren zu lassen. Du kannst nicht mehr handeln, wie du willst; versuchst du es, werden die Symptome schlimmer, wird die Erschöpfung größer.

Der Wechsel, um den es geht, ist nicht der Wechsel von der Jugend zum Alter oder vom Leben zum Tod; es ist der Wechsel zu einem anderen Seinsmodus. Hat bisher das Yang in deinem Leben überwogen – die rastlose Aktivität, die Tendenz alles selbst tun, lösen, meistern zu wollen –, so gilt es jetzt, dem Yin Raum zu geben: dem Nichttun, der Passivität, der Empfänglichkeit, der Ruhe. Und umgekehrt: Warst du bisher zu passiv, hast dich zu sehr treiben lassen, warst zu träge, so ist jetzt die Zeit, dich aufzuraffen und aktiv zu werden. Noch bleibt dir Zeit, deine Träume zu verwirklichen; der Tod ist schon in Sichtweite, rückt näher ins Bewusstsein, und damit das Gefühl von Dringlichkeit. Möchtest du diese Inkarnation verträumen, anstatt deine Träume zu realisieren?

Aber manchmal gibt es schwierige Mischzustände. Nehmen wir das Beispiel von jemandem, der in seinem bisherigen Leben eigentlich von Natur aus zur Passivität neigte, sich aber aufgrund seiner Passivität von anderen ständig dazu treiben lässt, aktiv zu sein: Wenn ein solcher Mensch in die Wechseljahre kommt, sind die Signale verwirrend. Einerseits sagt der Körper: Ruh dich aus. Entspann dich. Lass es einmal gut sein. Und andererseits drängen die körperlichen Symptome ganz eindeutig zur Aktivität. Raff dich auf! Streif deine Trägheit endlich einmal ab und pack die Dinge an, die du schon immer anpacken wolltest!

Hier muss man eine gewisse Klugheit und Achtsamkeit walten lassen, um diese widersprüchlichen Botschaften zu entwirren. Ja, du hast dich zu sehr gehenlassen, wenn es um die für dich wesentlichen Dinge ging, und deshalb drängt dich deine innere Natur jetzt, dich endlich aufzuraffen und das zu verwirklichen, was für dich selbst wirklich ist. Auf der anderen Seite hast du dich von anderen zu sehr in Aktivitäten drängen lassen, die deinem inneren Wesen weniger wichtig oder sogar fremd sind, und dich auf diese Weise erschöpft und verausgabt, und deshalb verlangt dein System nach Ruhe.

Gönne dir also bewusst Ruhe; halte Großreinemachen, eliminiere alles aus deinem Leben, was nicht wirklich deiner Natur entspricht, und schaffe auf diese Weise Raum für das, was dir wichtig ist. Du hast genug auf andere gehört; nun nimm dir Zeit für dich. Die Zeit ist kostbarer geworden; es gibt nicht mehr so viel davon zu verschwenden (das gab es nie, aber du glaubtest es, als du jünger warst). Kümmere dich nun um die Belange deiner eigenen Seele und lass die anderen sich um ihre eigenen kümmern.

Den umgekehrten Fall gibt es auch – aber seltener. Jemand, der von Natur aus eher zur Aktivität neigte und von den Umständen oder von anderen Menschen zur Passivität gedrängt wurde, wird ebenfalls in den Wechseljahren von verwirrenden Symptomen geplagt werden. Einerseits sagen ihm die körperlichen Symptome, dass er umschalten muss auf mehr Passivität, und andererseits ist sein Geist ruhelos, denn er konnte in der ersten Lebenshälfte nicht ausleben, was er gern ausgelebt hätte. Auch hier muss mit Bedacht und Aufmerksamkeit sortiert werden. Kann ich nachholen, was ich versäumt habe, und in welcher Weise? In welcher Form? Oder kann ich das Bedauern über all das, was ich versäumt habe, hinter mir lassen, und mich dem Neuen öffnen, das auf mich zukommt? Und andersherum: Kann ich mich entspannen und dem Raum geben, was jetzt entstehen möchte?

Müdigkeit ist immer ein Zeichen, dass etwas vernachlässigt wurde. Im Allgemeinen deutet es darauf hin, dass der Yin-Modus – die Passivität – gegenüber dem aktiveren Yang-Modus zu kurz gekommen ist. In seltenen Fällen ist es umgekehrt: Zu viel Yin macht auch müde. Wenn du dich länger, als dir guttut, der Passivität hingibst, wirst du auch müde. Diese Müdigkeit macht dich lustlos und launisch (im Gegensatz zu der anderen Müdigkeit, die dich einfach träge und schläfrig macht). Bist du von lustloser, launischer Müdigkeit befallen, so prüfe, ob es nicht an der Zeit ist, in irgendeinem Bereich deines Lebens die Trägheit aufzugeben und Dinge anzupacken, die dir wichtig sind.

Energie

Gesundheit ist eine Frage der Energie. Was ist Energie? Die Kraft, die alles belebt und alles bewegt.
Meditiere über folgende Fragen:

- Wie viel von dieser Kraft machst du dir zunutze?
- Wie viel von dieser Kraft nimmst du in Anspruch?
- Wie viel von dieser Kraft lässt du von dir zu anderen fließen?
- Mit wie viel von dieser Kraft lädst du deine Unternehmungen auf?
- Mit wie viel von dieser Kraft pflegst du deine Beziehungen? Wie viel von dieser Kraft widmest du deiner Liebe?
- Mit wie viel von dieser Kraft erfüllst du deine Träume? Gestaltest du sie zu kraftvollen Visionen? Oder lässt du sie achtlos vorüberziehen?
- Auf welche Weise ziehst du diese Kraft zu dir hin?

In dir schlummert ein unendliches Energiepotenzial. »Unendlich« ist hier keine vage Metapher; dieses Potenzial ist tatsächlich unendlich. Es erschöpft sich niemals. Auf welche Weise machst du dir diese Energie, die aus dem Innern, aus der schlummernden Tiefe deines Wesens auftaucht, zugänglich?

Zwei Emotionen gibt es, die diese Energie zutage fördern: Die eine ist Begeisterung, die andere Liebe. Begeisterung vermag viel Energie zu mobilisieren; Energie aus dem eigenen Innern ebenso wie Energie aus deinem Umfeld. Obwohl Begeisterung feuriger und kräftiger wirkt, ist Liebe stärker. Wenn die Liebe groß und echt ist, macht sie das Unmögliche möglich.

Wenn es dir an Energie fehlt, prüfe: Wofür begeistere ich mich? Gibt es überhaupt etwas, wofür ich mich begeistere? Wenn ja: Wie nutze ich die Kraft dieser Begeisterung? Nutze ich sie dafür, mich der Sache, die mich begeistert, hinzugeben, ihr zu dienen, indem ich meine Intelligenz, meine Kreativität, meine Talente, meine Fähigkeiten, meine Kräfte dafür einsetze?

Oder lasse ich die Kraft dieser Begeisterung verpuffen, indem ich versuche, Menschen mit ihr anzustecken, die damit nichts anfangen können? Oder ersticke ich die Kraft der Begeisterung innerlich bereits im Keim, indem ich zulasse, dass sie von traurigen, resignierenden, ohnmächtigen, bitteren oder wütenden Gedanken verdrängt wird? Von Stimmen, die behaupten, es hätte sowieso keinen Zweck, sich für diese Sache zu begeistern; man ernte damit nichts als Undank oder die ganze Sache sei aussichtslos oder Ähnliches?

Falls es zurzeit nichts gibt, wofür du dich begeisterst, prüfe: Was könnte in dir Begeisterung wecken, wenn du dein Schicksal ganz frei nach eigenem Wunsch gestalten könntest? Wofür könntest du dich begeistern, wenn die Art deiner

Lebensumstände und Beziehungen dies zulassen würde? Nehmen wir an, du warst eine begeisterte Hochleistungssportlerin, und nun bist du Mutter zweier Kleinkinder und nicht mehr in der Lage, deinen Sport zu betreiben; jedenfalls nicht mehr in der ehrgeizigen Weise, die dich begeistert hatte. Was machst du mit deinem Traum? Verabschiedest du dich von ihm mit Resignation, der ein Schuss Weisheit und ein Hauch Bitterkeit zugesetzt ist? Oder pflegst du deine Begeisterung weiter, indem du dich für die Erfolge anderer engagierst oder einen anderen Weg findest, dem Thema, das dich begeistert, treu zu bleiben? Du könntest auch herausfinden, welches der geistige Inhalt dieses Themas ist, das heißt, worum es dir eigentlich ging, welche Qualität genau es ist, die dich am Hochleistungssport begeistert hat. Dann könntest du diese Qualität nun in anderen Lebensbereichen verwirklichen, vielleicht mit der gleichen Begeisterung. Vielleicht ist es die Ekstase, die sich einstellt, wenn du deine Grenzen überschreitest, oder die Freude an der Kraft, an der Geschicklichkeit, daran, andere zu übertreffen, oder die reine Freude an der Bewegung – oder an der Meisterschaft?

Wenn du darunter leidest, müde, erschöpft, ausgelaugt, deprimiert zu sein, und bei ehrlicher Betrachtung zugeben musst, dass dein Leben, so angenehm es von außen auch erscheinen mag, dir nicht mehr viel Freude macht – dann prüfe, was mit deiner Begeisterung geschehen ist. Befreie die Sehnsucht, die du unter »Es geht nicht«, »Es ist unmöglich«, »Ich kann nicht«, »Ich verdiene es nicht« und ähnlichen Gedanken begraben hast; die Sehnsucht nach dem, was dich wahrhaft begeistert. Begeistert zu sein und dem zu dienen, wofür du dich begeisterst, ist ein Bad in Lebensenergie, ein Jungbrunnen, ein Quell der Freude für deine Seele.

Und was ist mit deiner Liebe geschehen? Wo ist das, was du liebst – was du so sehr liebst, dass du dein kleinliches Ich mit all seinen Ängsten und Ansprüchen dafür nur allzu gern über Bord wirfst? Gab es da nicht etwas oder jemanden, der diese Liebe in dir geweckt hat? Ist dieses Etwas oder dieser Jemand noch in deinem Leben – und wenn ja, was ist mit der Liebe geschehen? Hast du zugelassen, dass sie von falschen Gesten, von Gewohnheiten, von Alltäglichkeit erdrückt oder von Ärger, Zorn, Wut und Angst erstickt wird? Gibst du ihr Raum? Hältst du sie hoch und heilig? Pflegst du sie? Und auf welche Weise kannst du sie erneuern?

Und wenn da kein Jemand und kein Etwas in deinem Leben ist, der oder das Liebe in dir weckt: Was ist mit der Liebe in deinem Herzen geschehen? Hast du dich von ihr verabschiedet, nachdem bestimmte Menschen dich verlassen, verraten oder verletzt haben? Oder hast du sie überhaupt nie eingelassen, weil du ihr misstraust, sie fürchtest oder glaubst, sie nicht zu verdienen?

Geh zurück bis zu dem Punkt in deinem Leben, an dem Liebe vorhanden war. Für wen oder was, ist völlig gleichgültig. Es kann jemand sein, der in naher Beziehung zu dir steht oder stand; oder jemand, den du gar nicht persönlich kanntest, der aber an dein Herz gerührt hat durch die Schönheit seines Wesens, die Liebe, die aus ihm strahlte, seine Demut oder sein Mitgefühl. Lass die Erinnerung daran auf dich wirken; sie kann dein Herz wieder öffnen. Wenn dir Liebe fehlt, halte Ausschau nach ihr – aber nicht nach der Liebe, die dir von anderen entgegengebracht wird; das ist ein trügerischer Ersatz. Sondern nach der Liebe, die dein eigenes Herz erfüllt und warm und weich macht und dir zugleich Kraft verleiht, das Unmögliche möglich zu machen, und Flügel, um dich

über die Illusion der Alltäglichkeit zu erheben. Lade die Liebe ein, indem du dich an sie erinnerst; indem du um sie bittest; um sie weinst; sie besingst.
Wenn du von Liebe erfüllt bist, ist Energie keine Frage. Es gibt keinen Mangel; keinen Bedarf; keine Leere; nur Fülle, aus der heraus du lebst und liebst.

Die Unlust und ihre Begleiterin, die Depression

Unlust lähmt dich und macht alles schwer. Sie lässt dich auf Sparflamme leben statt aus dem Feuer der Begeisterung heraus, sie macht deinen Körper träge und deinen Atem schleppend. Unlust mag dir wie ein fremdes, ein unerwünschtes Symptom erscheinen, das abgeschafft werden muss; aber je mehr du es zu überwinden oder zu überdecken versuchst, desto stärker beherrscht es dich aus dem Unterbewusstsein heraus.
Unlust ist ein Symptom, und wie jedes Symptom ist es sinnvoll. Widme deiner Unlust einmal Zeit; gib dich ihr hin, ohne in ihr unterzugehen. Lerne sie kennen. Erlebe sie bewusst. Spürst du, dass sich in ihr etwas Tieferes ausdrückt? Vielleicht bist du erschöpft von dem ständigen Versuch, es anderen recht zu machen; oder du bist es müde, einen Weg zu gehen, den du im tiefsten Innern nicht als deinen betrachtest.
Lass deine Unlust zu dir sprechen und hör ihr zu. In den Tiefen der Unlust findest du Traurigkeit. Erlaubst du der Traurigkeit, in dein Bewusstsein zu treten, so tritt hinter ihr die Sehnsucht hervor, die du verdrängt hattest.
Diese Sehnsucht zu befreien, indem du sie fühlst und ihr

dein Herz öffnest, bringt dich auf deinen eigenen Weg und damit zur Lust am Leben zurück.

Den Tod ins Bewusstsein holen

Leben ist Freude. Leben ist pures Glück. Damit ist nicht gemeint, dass Leben glücklich *macht*, sondern dass Leben Glück *ist*. Leben ist gesund. Alles am Leben ist gesund, sogar der Tod.

Jedoch erlebst du dieses Glück nur in besonderen Momenten; die übrige Zeit bist du hypnotisiert von Gedanken, die Ärger, Unglück oder Langeweile in dir erzeugen, Unzufriedenheit oder Rastlosigkeit oder Sucht.

Du hast dich in diesem kurzen Leben eingerichtet, als sei es für die Ewigkeit; hast es dir darin gemütlich gemacht – oder versuchst, es dir darin gemütlich zu machen –, und gerade diese Gemütlichkeit ist es, die dich unglücklich macht und letztlich krank.

Erinnere dich an deinen Tod an jedem Morgen und an jedem Abend; lade den Tod immer wieder in dein Bewusstsein ein. Nicht als Angst, sondern als Gewissheit, und damit als Wissen um die Kürze und Kostbarkeit dieses Lebens, als Wissen darum, dass jeder Augenblick, jede Gelegenheit und jede Begegnung unwiederbringlich ist.

Das Leben annehmen

Das Leben annehmen, wie es ist: darin liegt Heilung. Aber wie kannst du das Leben annehmen, wenn du voller Angst bist? Du fürchtest dich vor so vielem; deshalb verwendest du viel von deiner Energie und Lebenszeit darauf, gegen Dinge und Personen zu kämpfen, dich vor deiner eigenen Wahrnehmung zu schützen, das Leben unter Kontrolle zu bringen.

Immer, wenn du ein Ereignis verneinst, blockierst du etwas in deinem Innern, und irgendwo in deinem Denken, in deinem Fühlen und in deinem Energiefluss gibt es eine Stauung.

Es ist natürlich, dass du Angst hast; die Angst hat ihre guten Gründe. Diese Gründe liegen jedoch in der Vergangenheit und nicht, wie du meinst, in der Zukunft. Die Angst, die du aus vergangenen Erfahrungen gewonnen hast, lässt dich diese vergangenen Erfahrungen in die Zukunft projizieren; anstatt das Leben, das vor dir liegt, mit Offenheit zu betrachten, bevölkerst du es mit Bildern aus der Vergangenheit und beginnst bereits zu kämpfen und dich zu schützen, bevor es überhaupt angefangen hat.

Die Lösung liegt nicht darin, die Angst abzuschaffen; die Lösung liegt darin zu erkennen, dass diese Angst ein Gefühl ist, das auf Gedanken basiert, die Schlussfolgerungen vergangener Erfahrungen sind. Unter deiner Angst liegt ein Schmerz; dieser mag sehr groß sein, mag dir sogar unerträglich erscheinen, doch ist auch er nichts als ein Gefühl, das einem vergangenen Ereignis entstammt. Damals, als er entstand, hast du ihn nicht gefühlt, sondern aus deiner Wahrnehmung ausgeblendet; deshalb trägst du ihn noch heute mit dir herum und fürchtest dich vor ihm und hältst ihn für eine bedrohliche Tatsache. Als solche hast du ihn in deinem Geist verewigt.

Von diesem Irrtum kannst du dich befreien, indem du deine

Angst bewusst fühlst, anstatt dich von ihr beherrschen zu lassen, und ebenso deinen Schmerz. Öffne beiden Gefühlen dein Herz und erkenne, in welchem Ausmaß du die Gegenwart und die Zukunft durch die Brille dieser Angst betrachtet hast.

Heute bist du noch nicht in der Lage, das Leben anzunehmen, wie es ist; aber immerhin kannst du dir vorstellen, wie es wäre, das zu tun! Nimm dir wenigstens im Geist einmal für einen Augenblick frei von deinen Ängsten, deinen Verletzungen, den düsteren Visionen deiner Bitterkeit, deines Grolls, und stell dir vor, wie es wäre, wenn du das Leben in jedem Augenblick so annehmen würdest, wie es ist, ohne Angst, ohne Widerstand, ohne zu meinen, es müsse anders sein – mit völliger Offenheit. Kannst du dir das ausmalen? Nur als Gedankenspiel?

Wie würde sich das anfühlen? Wie würdest du dich fühlen? Es geht nicht um die Angst, die möglicherweise an dieser Stelle auftaucht – nimm sie zur Kenntnis, aber stell sie zur Seite –, es geht um das gute Gefühl. Erkennst du es? Wie nennst du es? Es ist ein Gefühl. Es ist jetzt schon vorhanden. Du kannst es behalten. Auch wenn es dir nicht gelingt, das Leben immer so anzunehmen, wie es ist, kannst du doch ab jetzt dieses Gefühl bereits haben! Du musst ihm einfach einen Platz in deinem Herzen geben. Was braucht es von dir? Wahrgenommen zu werden? Anerkennung? Erlaubnis? Raum? Beachtung?

Auf diese Weise wird dieses schöne Gefühl zu einem Teil von dir. Wie würdest du dich fühlen, wenn du das Leben in jedem Augenblick so annehmen würdest, wie es ist? Welches Wort beschreibt dein Gefühl? Und spürst du, dass hierin ein Schlüssel zur Heilung liegt?

Leben

Leben ist Medizin. Leben bedeutet mehr als Da-Sein; Leben bedeutet Atem, bedeutet Lebendigkeit, bedeutet Energie, Kraft, Freude und noch mehr.

Lebe! Ob du krank bist oder gesund, ob du zufrieden bist oder dir etwas fehlt, ob du Einklang mit deiner Welt oder Widerstreit mit ihr empfindest – lebe! Lass deine Teilhabe an Leben und Lebendigkeit sich nicht verringern durch Leid und Unglück, Zwiespalt, Krankheit, Kopfschmerzen oder Streit. Öffne dich dem Leben, lass Leben dich durchströmen, was auch immer du gerade fühlst oder denkst! Atme! Lass deinen Atem tief und kräftig sein, ganz gleich, wie du dich gerade fühlst!

Wirf deine Vorstellungen, wie das Leben zu sein hat, über Bord und öffne dich dem Leben!

Das Herz ist das Wichtigste

Das Entscheidende ist das Herz. Ist dein Herz froh, so ist der gesamte Organismus gesund; die Nahrung wird gut verdaut und assimiliert, das Verhältnis zwischen Anspannung und Entspannung stimmt, dein Atem fließt frei, die Säfte und Energieströme, Zellen und Organe pulsieren in einem frohen Rhythmus.

Sorge dafür, dass dein Herz froh ist. Entlaste dein Herz, indem du Überflüssiges aus deinem Leben und deinem Gemüt entfernst. Belastest du dich mit den Sorgen anderer? Warum? Was wäre, wenn du dich nicht um die Sorgen anderer kümmern würdest? Was befürchtest du? Öffne dein Herz für diese Angst und für das Gefühl, auf das sie sich bezieht – schuldig zu sein, abgelehnt zu werden, Liebe zu verlieren und dergleichen –, und du befreist dich von dieser Bürde.

Gibt es überflüssige Beziehungen und Beschäftigungen in deinem Leben? Alles, woran dein Herz nicht beteiligt ist, ist überflüssig, entspricht nicht deiner Wahrheit, macht dich nicht froh, sondern schwer, ist Ballast. Wirf Ballast über Bord! Wie lange willst du damit warten? Bis das Leben vorüber ist?

Wirst du vom Alltag erdrückt? Dann entferne den Alltag aus deinem Leben! Gib deinem Leben Sinn, erneuere deine Motivation, trenne dich von allem, wozu du nicht motiviert bist, richte dich neu aus! Alltag zu leben bedeutet zu vergessen, dass du sterblich bist. Denk an deinen Tod, und du wirst keinen Alltag mehr kennen. Im Angesicht des Todes ist jeder Augenblick kostbar und bedeutsam.

Dein Herz ist froh, wenn es offen ist, und leidet, wenn es verschlossen ist. Öffne dein Herz! Jedem Gefühl, das in dir auftaucht, und jedem fremden Gefühl, dem du begegnest. Jeder Begegnung, jedem Wesen, jedem Eindruck, der dich berührt.

Wenn du darunter leidest, dass dein Herz verschlossen ist, dann fühle dieses Leid bewusst und ebenso das Gefühl, das dein Herz verschlossen hält – der Angst, dem Zorn oder der Empörung, der Trauer oder der Wut. Dieses Gefühl ist es, das deine Anerkennung oder Achtung, dein Verständnis oder dein Mitgefühl braucht. Sobald du spürst, was es braucht, ist dein Herz wieder offen.

Was macht dein Herz froh? Was brauchst du, um froh zu sein? Welche Sehnsucht, deren Erfüllung dich froh machen würde, hast du unter dem Gedanken der Unmöglichkeit be-

graben? Grabe sie aus! Sehnsucht ist dein wichtigstes Gefühl. Ob realistisch oder nicht – es ist dein Gefühl, öffne ihr dein Herz!
Welche Hoffnung hast du einst unter Gram oder Trauer begraben? Grabe sie aus! Öffne ihr dein Herz!
Dein Herz liebt die Liebe. Fülle dein Leben, deine Beziehungen, dein Verhältnis zu dir selbst mit Liebe, erneuere die Liebe in dir Tag für Tag, und du wirst erleben, wie alles um dich herum und in dir selbst aufblüht.

Harmonie

Gesundheit ist eine Frage der Harmonie. Es geht weniger darum, dass innerhalb des Körpers alles miteinander harmoniert, sondern dass der Mensch in Harmonie mit seinem Umfeld lebt. Der Körper in sich ist vollendete Harmonie, sonst könntest du keinen Schritt tun, keinen Arm heben, keine Nahrung verdauen, dich nicht deiner Sinnesorgane, deiner Gliedmaßen erfreuen. Gestört wird diese Harmonie vor allem durch das Verhältnis, in welchem du zu deinem Umfeld stehst.
Bis zu einem gewissen Grade spielt es eine Rolle, welche Art von Nahrung du zu dir nimmst und ob du dich einer gesunden Lebensweise befleißigst oder nicht. Weitaus schwerer ins Gewicht fällt jedoch die Art, wie du geistig und emotional auf dein Umfeld reagierst.
Behandelt dich beispielsweise jemand unfreundlich, und du reagierst mit Gleichmut, so hat diese Begegnung nur eine flüchtige Wirkung auf dein Energiefeld und deinen Körper. Reagierst du jedoch mit Ärger, so hinterlässt dieser Ärger –

dein Ärger wohlgemerkt, nicht der der anderen Person – seine Spuren in deinem Körper, und die Harmonie ist für mehr als einen Augenblick gestört. Hältst du die ärgerlichen Gedanken aufrecht, ohne deinen Ärger zu fühlen, so verbleibt das Gift des Ärgers in deinem Körper, und dein Organismus muss nun versuchen, mitsamt diesem Gift sein Gleichgewicht wiederzufinden. Je mehr negative Emotionen auf diese Weise in deinem Körper verbleiben, desto schwieriger wird es für deinen Körper. Er wird Wege suchen, sich von dem Gift der negativen Emotionen zu befreien, indem er es nach außen treibt – über die Haut, über den Darm, über Urin und Schweiß, durch Erhöhung der Körpertemperatur oder indem er eine Infektion zu Hilfe nimmt, die ein Entzündungsgeschehen und damit einen großen Reinigungsprozess in Gang setzt.

Unterdrückst du diese Entgiftungsmaßnahmen, weil du sie irrtümlich für Krankheiten hältst, die dich bedrohen und daher bekämpft werden müssen, so zwingst du deinen Körper, sich andere Wege zu suchen, das Gift unschädlich zu machen, etwa indem er es in Fettzellen einlagert oder in Geschwüren und Verhärtungen isoliert. Je mehr du die Selbstheilungsmaßnahmen deines Körpers unterdrückst, desto schwieriger wird es für ihn, sein Gleichgewicht wiederherzustellen.

Betrachte alle Krankheiten als Selbstheilungsmaßnahmen deines Körpers; unterstütze diese Selbstheilungsmaßnahmen, anstatt sie zu unterdrücken; und wenn du doch beschließt, sie zu unterdrücken, dann hilf deinem Körper, indem du dir den geistig-psychischen Hintergrund deiner Krankheit, so gut du kannst, bewusst machst, wie im 12-Stufen-Prozess beschrieben. Wenn die Aufgabe der Krankheit auf einer anderen Ebene erledigt wird, kann auch eine unterdrückende Medizin nützlich statt schädlich sein.

Negative Emotionen wirken wie Gift; und dies ist keine Metapher, sondern eine nachprüfbare physische Realität. Dennoch: Diese Emotionen zu unterdrücken ist nicht der heilsame Weg, denn damit erzeugst du doppeltes Gift; zum einen durch die ursprüngliche negative Emotion und zum anderen durch diejenige, mit der du sie unterdrückst.

Welches ist die gesunde Weise, mit negativen Emotionen umzugehen? Die gesunde Weise besteht darin, sie zu durchleben. Du kannst einen Ärger ebenso bewusst durchleben wie eine Krankheit; wenn du dies tust, wird der Ärger dich kurieren, ebenso wie eine Krankheit dich kuriert, die du bewusst durchlebst.

Wovon kuriert dich der Ärger? Von einer Begrenzung, die du dir auferlegt hattest, ohne es zu merken. Der Mensch, der den Ärger ausgelöst hat, ist an diese Grenze gestoßen. Es ist eine Grenze, die deine Angst gezogen hat: Bis hierhin und nicht weiter, sagt diese Grenze. Wenn jemand diese Grenze überschreitet, tut es dir weh, und das möchtest du nicht zulassen. Der Ärger macht dich auf diese Grenze aufmerksam. Wo Ärger ist, ist eine Angst; wo Angst ist, ist ein Schmerz. Der Ärger verweist auf einen Schmerz. Wovor hast du Angst? Was wäre schlimm, wenn du das Ereignis oder das Verhalten der anderen Person auf dich wirken lassen würdest, ohne dich mit einer ärgerlichen Reaktion zu wehren?

Durchlebe deinen Ärger bewusst; fühle ihn, anstatt ihn nur zu haben. Lerne die Angst kennen, die er in sich verbirgt, und den Schmerz, vor dem er dich zu schützen versucht. Hast du diesem Schmerz dein Herz geöffnet, so kannst du die Grenze entfernen.

Immer wenn du eine solche Grenze entfernst, erweiterst du deine Möglichkeiten und nimmst vollständiger am Leben teil.

Liebe

Was wirklich heilt, ist Liebe. Was ist Liebe?
Heilende Liebe ist nicht die Emotion, die schöne, angenehme, manchmal überwältigende Gemütsregung, die man Liebe nennt, sondern die Liebe des Herzens. Diese ist keine Emotion, sondern der natürliche Grundzustand des (offenen) Herzens, der sich darin ausdrückt, dass man dem geliebten Menschen unbegrenztes Wohlwollen entgegenbringt und ihn mit Achtung, Verständnis und Mitgefühl betrachtet.
Liebe rückt alles zurecht. Denn einzig Liebe wird der Wahrheit gerecht. Nur wenn du mit Liebe schaust, siehst du die Wahrheit. Schau mit Liebe auf dich selbst und betrachte die Menschen, Wesen, Elemente und Dinge deiner Welt mit Liebe, und nichts wird deinen Frieden und dein Wohlbefinden trüben.
Wie kann aber ein Mensch mit Liebe schauen, wenn er keine Liebe verspürt? Die Liebe, von der hier die Rede ist, musst du nicht verspüren; du musst dich ihr nur öffnen. Du kannst dich auf sie einstellen oder einstimmen, du kannst sie wieder und wieder anrufen und in dein Bewusstsein einladen, du kannst deine Bereitschaft wecken, allem mit Liebe zu begegnen. Tust du dies täglich viele Male, so kann die Liebe nicht anders, als dein Herz und dein Bewusstsein zu füllen und dein Gemüt zu heilen.

Natur

In der Natur findest du deine eigene Natur wieder. Die Natur ist deine eigene Natur. Die Natur außerhalb und die Natur innerhalb deines Körpers sind keine voneinander getrennten Realitäten; es ist ein- und dieselbe Natur innen und außen. Nicht nur dein Körper, sondern dein gesamtes Wesen ist Teil von ihr und sie von dir.

Willst du gesunden und gesund bleiben, so begib dich so oft wie möglich in die Natur. Suche die großen alten Bäume und lasse dich in ihrem Schatten nieder; lasse dir die Sonne auf die Haut strahlen, den Wind ins Gesicht blasen, lausche der Musik der Wellen am Meer oder dem Plätschern des Bachs, dem Zwitschern der Vögel oder den Schreien der Möwen, meditiere unter Sternen, tanze im Vollmond, entdecke die Freude wieder, ein Wesen der Natur zu sein.

In der Natur erklingt die Musik des Lebens in ungestörter Harmonie, und dein eigener Organismus gerät in Resonanz mit dieser gesunden Grundschwingung und schwingt harmonisch mit. Nirgendwo heilst du schneller als in der Natur. Erzähle den Bäumen, dem Wind, dem Wasser von deinen Sorgen und Problemen und erlebe, wie dein Herz sich im Kontakt mit den Elementen und Wesen der Natur mühelos öffnet. Auch wenn diese Wesen ein Leben fern von den menschlichen Gedanken und Emotionen führen, so haben sie doch teil an diesen, denn alle Bewohner des Planeten sind eng miteinander verbunden, Teil eines lebendigen Ganzen, durchdrungen vom selben Leben, derselben Intelligenz.

Glaub nicht, dass sie dich nicht hören können; jedes Element und jedes Lebewesen hört dich auf seine eigene Weise und antwortet in seiner eigenen Sprache.

Welche Faktoren beeinflussen die Gesundheit des Menschen?

Die Liste der Faktoren, die die menschliche Gesundheit beeinflussen, ist lang. Die wichtigsten sind jedoch nur diese drei: die Beziehung zu deiner Umwelt; die Beziehung zu dir selbst; die Beziehung zur Quelle deines Seins.

Die Beziehung zu deiner Umwelt

Eine gesunde Beziehung zu deiner Umwelt bedeutet: Du erlaubst dir, du selbst zu sein, und erlaubst anderen, sie selbst zu sein. Du erlaubst der Welt, zu sein, wie sie ist. Du erkennst dich selbst, andere und die Welt an, wie sie ist. Das ist die Grundlage einer gesunden Beziehung zu deiner Umwelt.

Auf dieser Grundlage kannst du erkennen, wohin du gehörst und wohin du nicht gehörst; wer dir guttut und wen du besser meiden solltest; was du zu tun oder zu lassen hast.

Das klingt einfach, jedoch stehen dieser Einfachheit viele Emotionen im Weg. Diese wirken allerdings nur dann hindernd, wenn du mit den Gedanken, auf denen sie beruhen, identifiziert bist. Sobald du sie als das erkennst und anerkennst, was sie sind: nämlich Gefühle, erzeugt von Gedanken, bist du von ihrer Herrschaft befreit.

Meditiere darüber, was dies bedeutet: Erlaube dir, du selbst zu sein, und erlaube anderen, sie selbst zu sein. Erlaube der Welt, zu sein, wie sie ist. Erkenne dich selbst, andere und die Welt an, wie sie sind.

Die Beziehung zu dir selbst

Wie siehst du dich? Wie beurteilst du dich? Um das herauszufinden, musst du dein Verhalten und deine emotionalen Reaktionen studieren. Auf welches Verhalten anderer reagierst du mit negativen Emotionen, mit Flucht, Verschlossenheit, Wut oder Trotz? Öffne dein Herz für diese Emotionen und finde den Schmerz, der sich unter ihnen verbirgt. Entdecke, mit welchem Gedanken über dich selbst dieser Schmerz verbunden ist.

Je mehr negative Grundgedanken du über dich selbst hegst, desto mehr negative, das heißt ablehnende, verneinende und somit Lebensenergie blockierende Informationen gibst du deinem Körper. Dein Körper hat eine schwierige Aufgabe zu meistern: einerseits für sein Überleben zu sorgen, was bedeutet, für ein vollkommenes Funktionieren und Zusammenspiel aller Organe und Teile, eigentlich einer Unzahl von Lebewesen, aus denen er besteht; andererseits muss er den Informationen und Befehlen gehorchen, die aus den Vorgängen in deinem Hirn zu ihm gelangen und die seine Ordnung stören und sein Gleichgewicht gefährden. Die Art, wie er diese beiden Aufgaben in Einklang bringt, erkennst du an deinem Gesundheitszustand, an deinen Symptomen.

Betrachte dich selbst mit Liebe und Achtung, öffne jedem deiner Gefühle dein Herz; erlaube dir, du selbst zu sein, erlaube dir jedoch niemals, länger als einen Augenblick in der Identifikation mit einem negativen Gedanken über dich selbst zu verweilen! Sobald du einen solchen entdeckst, entlarve ihn als Gedanken, anstatt ihn länger für Realität zu halten. Öffne dein Herz dem Schmerz, den er erzeugt hat, und befreie Körper und Gemüt von der negativen Information, die du mit der Aufrechterhaltung dieses Gedankens vermittelt hast.

Deine Beziehung zur Quelle deines Seins

In welcher Beziehung stehst du zu Gott? Oder zur Quelle deines Seins? Diese Frage ist von entscheidender Bedeutung für deine Gesundheit. Meditiere über diese Frage und prüfe, welche Gedanken und Gefühle mit diesem Thema verbunden sind.

Unfreundliche und ablehnende oder ängstliche und schuldbewusste Gedanken und Gefühle gegenüber der Quelle deines Seins schwächen deine Lebenskraft an der Wurzel und schneiden dich von einer ansonsten stetigen und unerschöpflichen Zufuhr von Liebe, Energie, Versorgung und Unterstützung ab.

Bist du zornig auf die Quelle deines Seins, so schimpfe mit ihr, klage sie an, lass den Zorn sich aus deinem Herzen in das göttliche Herz ergießen! Hadere mit Gott, schimpfe mit Gott oder klage ihn an, aber sprich mit ihm (oder ihr). Jede bewusste Kontaktaufnahme mit Gott oder der Quelle deines Seins, welchen Inhalts auch immer, wirkt heilend, stellt die Verbindung zu deinem Ursprung und deiner Ganzheit wieder her.

Weitere Faktoren, die die Gesundheit beeinflussen

Im allgemeinen menschlichen Denken werden andere Faktoren als entscheidend für die Gesundheit betrachtet, vor allem die Lebensweise und die Ernährung. Aus höherer Sicht sind diese jedoch sekundär; entscheidend ist das Verhältnis, das ein Mensch zu sich selbst, zu seinem Umfeld und zu seinem Schöpfer hat. Ist dieses Verhältnis gesund, ergibt sich daraus automatisch auch eine ihm entsprechende, das heißt gesunde Lebensweise.

Dennoch können einige wichtige Faktoren aufgeführt werden:

- *Nahrung, Kleidung und menschlicher Umgang:* Achte auf deinen Instinkt in Bezug auf diese Faktoren.
- *Bewegung:* Gönne deinem Körper die Bewegung, die er braucht, und tu dies in einer Weise, die dir Freude macht.
- *Ruhe:* Sorge nicht nur für guten und regelmäßigen Schlaf, sondern auch für Ruhe und Muße.
- *Freude:* Tu das, was dir am Herzen liegt.
- *Lebensweise:* Und lebe gemäß deiner eigenen Erkenntnis.

Ansteckung

Gelegentlich steckst du dich an der Krankheit eines anderen an. Jedoch ist Ansteckung niemals etwas, das du nur passiv erleidest; nicht du wirst angesteckt, sondern du lässt dich anstecken. Du hast selbst einen aktiven Teil daran; du bist nicht nur passives Opfer. Wenn du mit Freunden am Tisch sitzt und jemand erzählt dir voller Begeisterung von einem Projekt, so lässt du dich vielleicht von seiner Begeisterung anstecken. Ein anderer teilt dir seine Sorgen mit, und du lässt dich von diesen Sorgen anstecken.

Wenn du genauer hinschaust, wirst du feststellen, dass du dich deshalb von Begeisterung oder Sorge anstecken lässt,

weil die Begeisterung oder Sorge des anderen dir deine eigene Begeisterung oder Sorge in Erinnerung ruft. Die sogenannte Ansteckung geschieht also auf der Basis einer Resonanz mit einem latent vorhandenen eigenen Gefühl. Das Gleiche geschieht bei einer Ansteckung auf körperlicher Ebene.
Du fängst dir einen Grippevirus ein. Der Grippevirus fliegt dir nicht zu und wird dir aufgezwungen, sondern du lässt zu, dass er deinen Organismus befällt. Du lässt es deshalb zu, weil in dir zu dem Zustand, der sich in Form von Grippe ausdrückt, oder zu einem Aspekt dieses Zustandes eine Resonanz besteht. Ein Teil von dir selbst wird durch die Begegnung mit einem anderen Menschen, der sich in diesem Zustand befindet, geweckt und will wahrgenommen werden.
Ansteckung gibt es nur dort, wo es Bereitschaft zur Ansteckung gibt. Das gilt auch für Massenepidemien, von denen ein ganzes Volk dahingerafft wird. Aber feststellen, ob diese Behauptung der Wahrheit entspricht, kannst du nur an dir selbst – indem du deiner eigenen Erkrankung auf den Grund gehst.

Erbkrankheiten

Wenn du an einer Erbkrankheit leidest, betrachte diese nicht anders als jede andere Krankheit. Jede Erkrankung, ob durch Vererbung, durch Ansteckung oder sonstige Faktoren zustande gekommen, ist ein Versuch des Systems, sich zu erweitern.
Jede Inkarnation ist eine Gelegenheit für die Seele, sich in einer bestimmten Form zu erfahren und dadurch ihre Möglichkeiten zu entdecken und zu realisieren. Um als Soldat zu

leben, brauchst du andere Qualitäten und Fähigkeiten denn als Priester; als Frau in einer Männergesellschaft musst du andere Eigenschaften und Fähigkeiten entwickeln als ein Mann; als kleiner, schmächtiger Mann andere denn als großer, kräftiger. Bist du mit einem Gesicht auf die Welt gekommen, das als hässlich betrachtet wird, so zwingt dich dies, bestimmte Qualitäten und Fähigkeiten zu entwickeln, die du nicht entwickeln müsstest, wenn du schön aussähest, und umgekehrt und so fort.

Bist du mit einer Erbkrankheit oder mit einer Behinderung auf die Welt gekommen, so verschafft dir dies bestimmte Aspekte von Erfahrung, die einem Gesunden versagt bleiben, und fördert in dir die Entwicklung bestimmter Fähigkeiten, Möglichkeiten und Qualitäten, die du nicht entwickeln würdest und müsstest, wärst du gesund auf die Welt gekommen.

Es ist angenehm, schön, gesund und wohlhabend zu sein, und fast alle Menschen betrachten dies als erstrebenswert und im tiefsten Innern eigentlich auch als normal, selbst wenn es ihnen nicht so ergeht. Vom Standpunkt der Seele jedoch bietet jede Erfahrung die Möglichkeit, einen Aspekt ihrer selbst zu entdecken, der ihr noch nicht bekannt war.

Denk stets daran, dass das innere Wesen die eigentliche Realität ist und nicht sein vorübergehender körperlicher Ausdruck. So wertvoll, wunderbar und einzigartig dieser Körper und diese Persönlichkeit auch sein mögen – und das sind sie unbestreitbar –, sie sind flüchtige Erscheinungen, sind vorübergehender Ausdruck bestimmter Aspekte des wahren Wesens. Allerdings verschwindet dieser Ausdruck beim Tod nicht einfach von der Bildfläche. Jede Erfahrung, die du gemacht hast, wird Teil von dir.

Auch die Erfahrungen übrigens, die du am liebsten vergessen würdest. Die einmal gemachte Erfahrung bleibt Realität. Der Ablauf von Zeit annulliert nicht die Vergangenheit – ebenso wenig wie beim Weiterlaufen des Films die jeweils vorangegangene Szene gelöscht wird. Eben sahst du eine Szene, in der ein Mädchen am Waldrand spielte; jetzt betrachtest du eine Szene, in der ein Mann mit einem Messer auftaucht. Aber die Szene mit dem Mädchen ist nicht aus dem Film verschwunden; du siehst sie nur nicht mehr.

So ist es auch mit deiner Vergangenheit. Sie ist immer noch vorhanden; sie ist Teil von dir. Allerdings ist sie als Teil von dir ebenso wandelbar wie jeder andere Teil deiner selbst, wie übrigens auch die Zukunft. Mit jeder Veränderung, die sich in deinem Bewusstsein und deiner Erkenntnis vollzieht, wandelt sich nicht nur dein gegenwärtiges Erleben, sondern auch die Vergangenheit und die Zukunft. Jede neue Erkenntnis und jede neue Eigenschaft, die in dir auftaucht, verändert dich vollständig, und diese Veränderung betrifft Gegenwart, Vergangenheit und Zukunft. Jedes Erleben geschieht aus einer bestimmten Perspektive heraus; das geht nicht anders, denn nur aus einer Perspektive ist ein spezifisches Erleben überhaupt möglich. Diese Perspektive aber wandelt sich ständig; und mit jeder Verschiebung der Perspektive verschiebt sich die gesamte Realität.

Denn es gibt keine objektive Realität: Es gibt nur eine subjektive. Wie könnte es auch anders sein, denn die gesamte Realität ist Subjekt. Es gibt überhaupt nur Subjekt. Meditiere darüber, und deine ganze Welt verwandelt sich.

Gerechtigkeit und Ungerechtigkeit

Mancher fragt sich, ob es nicht ungerecht ist, wenn ein Mensch in jungen Jahren an einer schrecklichen Krankheit stirbt und ein anderer sehr alt wird. Letzterer hat vielleicht einen allgemein als äußerst unangenehm empfundenen Charakter, während der junge Mensch allseits beliebt war. Wo bleibt da die Gerechtigkeit?

Diese Frage entspringt einer kindlichen Betrachtungsweise, in der der Mensch sich als Opfer des Schicksals oder einer Gottheit erfährt, die er als von ihm getrennte Realität betrachtet.

Jedoch sind Gott und Leben keine von dir getrennten Realitäten; du selbst bist das Leben, du selbst bist die Gottheit, du selbst bist das. Du bist es selbst. Wenn du es selbst bist, entfällt die Frage nach der Gerechtigkeit, nicht wahr? Du kannst dich dann nur noch fragen: Warum habe ich diese Erfahrung gewählt?

Die intelligentere Frage ist allerdings: Wozu habe ich diese Erfahrung gewählt? Denn die wahre Ursache liegt nicht in der Vergangenheit, sondern in der Zukunft – im Zweck.

Wenn dein Kind krank ist

Jede Kinderkrankheit ist, ebenso wie die Krankheiten Erwachsener, ein Versuch des Systems, sich zu erweitern (siehe hierzu das Kapitel »Was ist Krankheit«). Manchmal jedoch geschieht es, dass Kinder einen Konflikt ihrer Eltern zu lösen versuchen, indem sie krank werden. In einem solchen Fall ist die Krankheit des Kindes aber keineswegs nur eine auf das

Kind verschobene Angelegenheit der Eltern, sondern das Kind hat seinen eigenen Anteil an der Erkrankung. Dieser eigene Anteil kann die Angst sein, aus der heraus das Kind den Konflikt der Eltern in sich selbst zu lösen versucht. Es ist diese Angst, die das Kind krank macht, und nicht der Konflikt der Eltern! Gäbe es diese Angst nicht, so könnte es den Konflikt der Eltern als deren Angelegenheit betrachten und müsste nicht krank werden.

Wenn ein Kind krank ist, übertragen sich Sorge, Angst und sonstige auf das Kind bezogene Gefühle der Eltern auf das Kind. Sorge in Form von angemessener (das heißt, rücksichtsvoller und nicht aufdringlicher) Fürsorge ist hilfreich für den Gesundungsprozess; Sorge ohne Fürsorge eher hinderlich. Sorgst du dich allzu sehr um die Gesundheit deines Kindes, so beschwerst du es mit dieser Sorge. Das Gleiche gilt für Angst.

Die grundlegenden Aussagen in den ersten Kapiteln dieses Buches gelten ebenso für Kinder wie für Erwachsene. Betrachte auch die Krankheit deines Kindes als Heilungs- oder Wandlungsprozess und unterstütze diesen, so gut du kannst. Fürchtest du um das Leben deines Kindes, so nimm dich dieser Angst an, indem du sie bewusst fühlst und ihr das gibst, was sie von deinem Herzen braucht. Das Gleiche gilt für Sorge. Anstatt dir »Sorgen zu machen«, fühle deine Sorge und öffne dein Herz für sie. Auf diese Weise entlastest du dein Kind.

In jungen Menschen wirkt die Lebenskraft noch viel direkter, schneller und stärker als in älteren. Wenn diese Lebenskraft in deinem Kind stark geschwächt in Erscheinung tritt, dann prüfe, welche deiner Verhaltensweisen oder Emotionen möglicherweise dein Kind belasten. Werde dir deiner wahren Gefühle bewusst, auch solcher, die du meinst, nicht haben zu dürfen, und öffne ihnen dein Herz. Hüte dich jedoch vor dem Glauben, du seiest schuldig, weil du Zorn oder Ärger in dir trägst oder Fehler begangen hast. Öffne deinem Schuldgefühl dein Herz und erkenne, dass »Schuld« ein Gedanke ist – nicht die Realität, sondern eine Interpretation, entstanden aus einer eingeengten Perspektive. Betrachtest du die Dinge in großem Maßstab und erkennst, dass die Realität aus einem Stück ist, dann entfällt der Glaube an Schuld.

Dennoch ist Schuld ein mächtiges Gefühl und als solches eine psychische Realität. Wo Schuld auftaucht, ist sehr bewusstes und aufmerksames Fühlen und Herzöffnen nötig. Dem Gefühl gebührt Respekt, Mitgefühl und Anerkennung – und die Erkenntnis, dass es nur ein Gefühl ist und keine Tatsache.

Macht Zivilisation krank?

Betrachtest du Zivilisation als eine Entfernung von der Natur oder eine Absicherung gegen die Natur, so macht sie krank, weil sie dich von der Realität – deiner eigenen Natur – entfernt. Betrachtest du Zivilisation als eine Fortführung der Natur und lebst entsprechend, so bleibst du Teil der Natur, auch wenn du in einem Haus wohnst und mit einem Auto herumfährst oder in einem Flugzeug durch die Luft transportiert wirst. Du weißt dich immer noch eins mit der Natur, Teil der Natur, atmest den Atem allen Lebens und lebst mit und in der Natur. Dann lässt du dich nicht von dem Eindruck täuschen, es gäbe eine Welt außerhalb der Natur, geschaffen vom Menschen. Dann macht Zivilisation dich nicht krank.

Dennoch gibt es »Zivilisationskrankheiten«. Wenn du dich ein Leben lang unnatürlich ernährst und den Instinkt, die Signale und Bedürfnisse deines Körpers missachtest, ist die Wahrscheinlichkeit sehr hoch, dass du früher oder später ernstlich erkrankst. Solche Krankheiten nennt man »Zivilisationskrankheiten«. Jedoch manifestiert sich auch im Beschwerdenbild einer Zivilisationskrankheit eine Beschwerde deiner Seele, ebenso wie in jeder anderen Erkrankung. Auch eine Zivilisationskrankheit ist in Wahrheit keine Krankheit, sondern ein Selbstheilungsversuch oder besser gesagt Erweiterungsversuch deines Körper-Geist-Seele-Organismus, und auch diesen kannst du unterstützen, indem du die Symptome aufrichtig und bewusst durchlebst.

Über die Notwendigkeit und die Überflüssigkeit des Leidens

Manche glauben, Leiden sei notwendig; um zu reifen, zu wachsen, um sich zu veredeln, müsse man leiden, und je mehr man leide, umso edler sei man im spirituellen Sinne. Andere meinen, Leiden sei überflüssig, ja falsch und gehöre dringend abgeschafft.
Die Wahrheit ist: Weder notwendig noch überflüssig, ist Leid einfach ein Teil des Lebens. Betrachte die Natur: In der freien Natur sind Freude und Schmerz des Gebärens, des Jagens und Gejagtwerdens, des Lebens und des Sterbens selbstverständlicher Teil von allem. Ein Tier klagt, wenn es Schmerzen hat; jedoch hält es nicht länger als nötig an diesen Schmerzen fest. Ein Tier jagt und kämpft und lässt sich von

anderen Tieren fressen; es spielt zärtlich mit seinesgleichen, erprobt seine Kraft, es lebt und liebt voller Lust, Momente der Aufregung und des Friedens, der Angst und der Verzückung wechseln einander ab, und all dies gehört zur Schönheit und Fülle seines Lebens.
Ein Mensch, vor allem ein zivilisierter Mensch der westlichen Welt, leidet weit mehr unter Schmerz und Krankheit, weil er der Auffassung ist, Schmerz und Krankheit, ja sogar der Tod seien eigentlich Irrtümer, grausame Fehler der Natur, und meint, man könne sie bekämpfen, sie überwinden, ihnen entrinnen. Anstatt Leben und Tod, Freude und Schmerz zu durchleben und zu akzeptieren, wie sie sind, meint er, nur Leben und Freude stünden ihm zu, Tod und Schmerz aber seien ungerechte Schicksalsschläge.
Mehr als an der Krankheit leidest du an der Idee, Krankheit sei etwas Falsches. Nicht nur gewöhnliche Sterbliche, auch manche der großen spirituellen Meister werden krank und sterben an ihrer Krankheit ... oder wählen diese als ihre Art des Sterbens. Manche tun dies aus dem gleichen Grund, aus dem Christus sich ans Kreuz schlagen ließ: aus Liebe. Um das Leid der Menschen zu durchleben und zu überschreiten, um einen Weg zu öffnen, den andere gehen können.
Es gibt nur ein Wesen. Das Eine Wesen leidet. In einem Menschen leidet es aus Nichtwissen, wenn es sich als in eine zu enge Perspektive eingesperrt erfährt, in einem anderen aus Liebe, wenn seine Perspektive andere umfasst.
Das Eine Wesen erfährt sich in einer bestimmten Gestalt, und um eine bestimmte Gestalt zu sein, muss es sich begrenzen. Diese Begrenzung ist es, die Leid erzeugt. Jedes Mal, wenn du dich für eine Sache entscheiden und eine andere opfern musst, leidest du – mehr oder weniger.

Dieses Leid jedoch ist Teil des Lebens; Teil einer gewaltigen Vielzahl von Gefühlen, die zum Leben gehören und seinen Reiz und seine Schönheit ausmachen.

Sterben

Aus einer Perspektive betrachtet ist das Ende der Inkarnation der Tod. Aus einer anderen ist ihr Beginn der Tod.
Was bedeutet Tod? Tod bedeutet, dass etwas endet. Immer, wenn etwas endet, beginnt etwas anderes. In Wahrheit gibt es jedoch kein Ende und keinen Beginn. Wenn du genau hinschaust, endet nichts, und nichts beginnt; es gab schon immer etwas vor dem Beginn, und es gibt immer etwas nach dem Ende.
Es gibt Leben, und Leben ist unaufhörlich in Bewegung, und deshalb gibt es Wandlung. Tod ist eine Form der Wandlung. Die Raupe endet mit dem Schmetterling. Wozu an der Raupe festhalten, wenn du der Schmetterling sein kannst? Die Raupe ist da, damit der Schmetterling entstehen kann.

Wenn ein junger Mensch stirbt

Wie lange eine Seele braucht, um ihren Zweck auf Erden zu erreichen, ist von Mensch zu Mensch, von Leben zu Leben verschieden. Wenn ein junger Mensch stirbt, trauern die Hinterbliebenen besonders; vor allem für die Eltern ist es schlimm, den Menschen, den sie großgezogen haben, bereits am Anfang seines Weges aus dem Leben verschwinden zu sehen.
Was weh tut, ist nicht der Tod, sondern die Identifikation mit

dem Körper. Identifizierst du weder dich selbst noch deine Lieben mit der sterblichen Hülle, sondern mit dem wahren Wesen, so gibt es weder Tod noch Trennung.

Karma

Viele Menschen glauben, dass Krankheiten, hauptsächlich auch solche, die man geerbt hat, eine Wirkung von Karma sind. Was ist Karma?

Karma ist nichts anderes als der Zusammenhang zwischen Ursache und Wirkung. Irgendwann hast du etwas gedacht, und nun hat dieser Gedanke sich realisiert. Du hast etwas getan, du hast diese Handlung bewusst oder unbewusst mit einem Gedanken beurteilt oder eine Schlussfolgerung daraus gezogen, eine Entscheidung getroffen, und diese Gedanken realisieren sich jetzt.

Karma ist das Gesetz von Ursache und Wirkung. Dieses Gesetz existiert, es ist so etwas wie ein Naturgesetz. Es wirkt innerhalb der Zeit, und es existiert *nur* innerhalb der Zeit. In Dimensionen, in denen Zeit – jedenfalls diese Dimension der Zeit – keine Rolle spielt, existiert kein Karma.

Füge dem Gesetz von Ursache und Wirkung noch das Gesetz des Zwecks hinzu: Alles, was existiert, und alles, was geschieht, dient einem Zweck. Dann hast du zwei verschiedene, einander ergänzende Perspektiven, aus denen heraus du die Dinge betrachten kannst.

Eine ganz andere Betrachtung, ein umfassenderes Verständnis, das Ursache-Wirkung und Zweck erfasst und überschreitet, gewinnst du, wenn du dein Herz öffnest bis in die Tiefe deiner Gefühle.

Ja, es gibt eine Ursache und eine Wirkung, aber es gibt auch einen Zweck; und dieser Zweck steht über Ursache und Wirkung; diese sind nur Folgen des Zwecks.

Aber es gibt noch etwas Höheres als den Zweck: Es gibt das, was den Zweck erschaffen hat. Und das ist Liebe.

Die Welt heilen

Die Welt ist nicht unheil; unheil ist deine Betrachtung der Welt. Was ist eine unheile Betrachtung der Welt? Zu vergessen, dass die Welt ein Ganzes ist.

Was ist eine heile Betrachtung der Welt? Wahrzunehmen, dass die Welt ein Ganzes ist.

Welche Betrachtung kann die Welt heilen? Eine Betrachtung, die die Ganzheit voraussetzt, anstatt sie anzustreben. Die Welt ist aus einem Stück; du bist ein Teil von ihr, und sie ist in dir enthalten.

Du kannst die Welt nicht heilen; du kannst deine Betrachtung deiner selbst verändern, indem du deine Perspektive veränderst. Und aus dieser veränderten Perspektive heraus entsteht nicht nur eine andere Wahrnehmung, sondern auch ein anderes Handeln.

SAFI NIDIAYE

~~~~

gibt Seminare und Jahreskurse in körperzentrierter Herzensarbeit. Körperzentrierte Herzensarbeit ist eine von Safi Nidiaye zu Beginn der 1990er Jahre entwickelte, aus der Technik der Meditation abgeleitete Methode, die es ermöglicht, die hinter den aktuellen Lebensproblemen und Symptomen verborgenen Emotionen im Körper aufzuspüren, ins Bewusstsein zu holen und sein Herz zu öffnen. Diese Methode hat Safi Nidiaye in einigen ihrer Bücher beschrieben.
Alle Informationen über Seminare, Jahreskurse, Bücher und CDs von Safi Nidiaye im Internet unter *www.safi-nidiaye.de*

Körperzentrierte Herzensarbeit so zu erlernen, dass man die Methode an Dritte weitergeben kann, ist ein Prozess, der intensive Arbeit erfordert und sich über mehrere Jahre hinzieht. Zum Schutz für die von Safi Nidiaye zu diesem Zweck ausgebildeten Personen und zum Schutz der Menschen, die Anleitung und Unterstützung suchen, wird darauf hingewiesen, dass nur diejenigen Personen, die auf *www.safi-nidiaye.de* aufgeführt sind, von Safi Nidiaye autorisiert sind, die körperzentrierte Herzensarbeit weiterzugeben.